100세 시대
뇌 건강 레시피

100세 시대 뇌 건강 레시피

초판 인쇄 2025년 9월 1일
초판 발행 2025년 9월 5일

지은이 양은미
펴낸이 양현덕
펴낸곳 (주)디멘시아북스
기획·편집 양정덕
디자인 김진현

등록번호 제2020-000082호
주소 (16943) 경기도 수지구 광교중앙로 294 엘리치안빌딩 305호
전화 031-216-8720
펙스 031-216-8721
홈페이지 www.dementiabooks.co.kr
이 메 일 dementiabooks@naver.com

ISBN 979-11-992611-4-3 13510

ⓒ 양은미 2025 Printed in Korea

* 책값은 뒤표지에 있습니다.
* 잘못된 책은 구입하신 곳에서 바꾸어 드립니다.
* 이 책은 저작권법에 따라 보호받는 저작물이므로 내용의 일부 또는 전부를 이용하려면 반드시 저작권자와 (주)디멘시아북스의 동의를 받아야 합니다.

기억의 정원을 가꾸는
뇌 건강 이야기

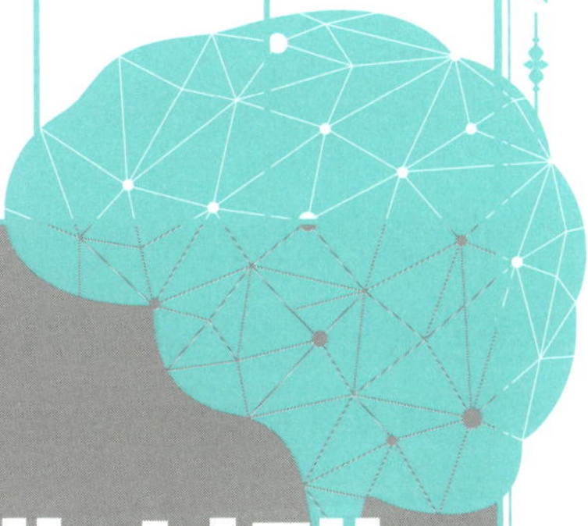

Well-Life

100세 시대
뇌 건강
레시피
-Recipe-

양은미 지음

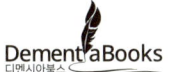
Dementia Books
디멘시아북스

추천사 1

튼튼한 뇌 건강 라이프를 위한 필독서

　치매에 진심인 양은미 박사님이 새로운 책을 쓰셨다는 반가운 소식을 듣고 몇 년 전 어느 날 박사님을 만났을 때가 생각났습니다. 처음 만난 분인데 무려 6시간 정도 이야기를 나누었습니다. 저는 직업상 다양한 분야의 유명한 분, 훌륭한 분과 만날 기회가 많습니다만, 박사님처럼 유쾌, 상쾌, 통쾌, 명쾌 즉 '4쾌'를 전부 갖춘 사람을 만나기는 처음이었습니다. 소소한 신변잡기부터 하는 일, 미래의 꿈까지 정말 즐겁게 지치지도 않고 쏟아내듯 이야기를 이어가는 동안 단 한 순간도 지루하다는 느낌이 없었습니다.

　특히 치매에 관해 열정적으로 말씀하시는 모습에 놀라는 한편 80세 엄마와 살며 엄마의 건강을 염려하던 제게는 아군같이 느껴져서 마음이 든든해지기도 했습니다. 실제로 저희 엄마는 양은미 박사님의 조언과 교재들에 많은 도움을 받았고 박사님의 왕팬이 되었지요. 천국 가시는 그날까지 양은미 박사님 하면 두 손 엄지척을 하실 정도로 좋아하시던 모습이 떠오릅니다. 엄마에게 많은 도움을 주었던 박사님의 지식과 경험이 녹아 있는『100세 시대 뇌 건강 레시피』. 이 책을 만나는 분들 모두 '튼튼한 뇌 건강' 라이프에 도움이 될 것입니다.

강진일 _가치소비뉴스 컨슈머와이드 기자

추천사 2

오늘도 아름다운 황혼을 맞이하는 방법을 배워나갑니다

"안 씻어", "나 어린이집 안 가"라는 말로 또 하루가 시작됩니다.

깐깐하고 꼼꼼하던 엄마는 어느새 치매를 앓고 계십니다. 당신이 다니시는 데이케어센터를 어린이집, 유치원, 경로당이라고 그때그때 다르게 말씀하십니다. 센터의 송영차는 집 앞에서 기다리며 빨리 나오라고 재촉 전화를 하고, 출근을 재촉하는 시계는 째깍째깍 애간장을 태웁니다. 야속하고 어이없는 매일이 반복되면서 화가 나고 목소리가 높아지기도 합니다.

양은미 대표의 칼럼은 말도 안 되는 엄마의 행동이 왜 그런 건지, 어떻게 하면 조금이나마 좋은 관계를 유지할 수 있는지를 알려줍니다. '그래서 그러셨구나!'를 되뇌며, 어쩔 수 없는 인생의 수순이지만 최대한 늦출 수 있는 비법(?)을 칼럼에서 찾아보며 마음을 다독입니다. 황혼을 미리 예습하게 해 준 양은미 대표의 칼럼이 책으로 나온다니, 멋지고 건강하게 나이 드는 법을 배울 수 있지 않을까 하는 생각에 괜스레 설렙니다.

김승연 _강남구청 지방소득세 과장

추천사 3

마음을 지켜주는 시선

양은미 대표님의 글을 읽고 있으면, '사람을 사랑하는 마음'이 어떤 의미인지 자연스럽게 깨닫게 됩니다. 돌봄을 직업으로 삼은 사람들이 때때로 놓치기 쉬운 마음이죠. 그런데 대표님의 글에는 그 마음이 기본값처럼 자리 잡고 있습니다. 그래서 읽는 내내 따뜻하고 묵직한 감동이 밀려옵니다.

전문적인 내용을 다루고 있지만 전혀 어렵지 않습니다. 오히려 인지 건강에 대해 우리가 꼭 알아야 할 지식들이 풍부한 사례와 함께 친절하게 설명되어 있어 누구나 쉽게 공감할 수 있습니다. 덕분에 이 책은 현장에서 일하는 사람들뿐 아니라, 가족을 돌보는 분들, 그리고 자신의 노년을 준비하는 모든 이들에게 유용한 지식과 위안을 주는 보물 같은 책이 되었습니다.

저는 이 책을 통해 '기억을 붙잡는 기술'보다 '마음을 지켜주는 시선'이 더 중요하다는 걸 다시 배우게 되었습니다. 양은미 대표님의 글은 결국 사람을 이야기합니다. 그 따뜻한 시선은 지금 우리 사회에 꼭 필요한 이야기라고 생각합니다.

박성민 _호호웍스 대표

추천사 4

우리의 일상이 곧 치매 예방의 해답

치매는 '세상에서 가장 슬픈 병'이라고 불릴 만큼 노년층에게 큰 공포를 안겨주는 질병입니다. 하지만 우리게게 치매는 더 이상 먼 미래의 이야기가 아닙니다. 이제는 누구에게나 닥칠 수 있는 현실이며, 예방과 대비는 우리 삶의 필수 항목이 되었습니다. 그런 점에서 양은미 대표의 『100세 시대 뇌 건강 레시피』는 중장년층과 시니어 모두에게 꼭 필요한 삶의 지침서라고 할 수 있습니다.

이 책은 단순히 의학 정보를 나열하는 데 그치지 않습니다. 저자는 현장에서 만난 수많은 사례를 바탕으로 실천 가능한 생활 습관의 중요성을 쉽고 따뜻한 언어로 풀어냅니다. 걷기, 감정 조절, 수면, 디지털 사용법까지, 이 책은 '우리의 일상이 곧 치매 예방의 해답'이라는 사실을 다시 한번 일깨워줍니다.

저는 기업을 운영하는 사람으로서 사람의 건강과 품격 있는 삶이 가장 큰 자산임을 깨닫고 있습니다. 이 책은 그런 자산을 지키는 가장 현명한 투자이자, 100세 시대를 준비하는 모든 분에게 꼭 권하고 싶은 최고의 선물입니다.

박종호 _재경포항향우회 회장

추천사 5

치매 예방을 넘어,
삶을 더 깊이 사랑하게 만드는 책

양은미 대표님은 오랜 시간 사람과 사회, 그리고 공간을 연결하며 건강하고 품격 있는 삶의 가치를 전해온 분입니다. 이번에 출간되는 『100세 시대 뇌 건강 레시피』는 그동안의 경험과 통찰을 고스란히 담아낸 귀중한 성과물이죠. 이 책은 단순한 치매 예방 지침서가 아닙니다. 삶의 후반부를 어떻게 준비할 것인지, 두려움 대신 어떻게 품위와 즐거움을 어떻게 선택할 것인지에 대한 따뜻한 안내서입니다.

현장에서 만난 사람들의 생생한 이야기와 과학적 근거, 그리고 생활 속에서 바로 실천할 수 있는 방법들이 자연스럽게 어우러져 독자가 스스로 변화를 선택하도록 이끌어 줍니다. 양은미 대표님의 글은 따뜻하지만 단호하고, 전문적이면서도 깊은 인간미가 묻어납니다. 저는 이 책이 수많은 독자에게 건강과 희망의 등불이 되리라 확신하며 기쁜 마음으로 추천합니다.

오재란 _갤러리오 관장

추천사 6

뇌 건강에 선한 영향력을 주는 책

양은미 교수님은 우리 복지관을 이용하는 어르신들에게 뇌 건강에 대한 유익한 프로그램을 강의해 주셨습니다. 100세 시대에 치매를 예방하고 건강하게 살아가는 방법에 대해 좋은 정보를 많이 알려주신, 끊임없이 뇌 건강을 연구하는 훌륭한 강사님입니다.

2024년 말에, 우리나라는 초고령사회에 진입했습니다. 이제 어르신들뿐만 아니라 그들은 돌보는 자녀와 중장년층 모두 100세 시대를 건강하게 살아가는 삶에 대한 관심이 더욱 커지고 있습니다. 특히 2026년 3월에는 '돌봄 통합지원법'이 전국적으로 시행될 예정이라, 뇌 건강과 치매에 대한 관심은 그 어느 때보다 집중되고 있습니다.

이러한 시기에 양 교수님이 발간한 『100세 시대 뇌 건강 레시피』는 뇌 건강의 중요성과 치매 예방에 도움이 되는 내용을, 마치 음식을 맛있게 조리하는 레시피처럼 어렵거나 지루하지 않게 전달하는 매우 유익한 책입니다. 이 책이 어르신들의 뇌 건강에 선한 영향력을 주고, 삶에 큰 도움을 줄 것이라 확신하며 기쁜 마음으로 추천합니다.

이경수 _송파노인종합복지관 관장

들어가며

이 책을 펼친 당신은 이전 세대보다 30년을 더 선물로 받았습니다. 그러나 아쉽게도 청춘의 시간이 30년이 늘어난 것이 아니라, 인생 후반부 30년이 길어진 '100세 시대'라는 새로운 여정을 맞이하게 될 것입니다.

오래 산다는 것은 분명 축복이지만, 그 긴 세월을 어떻게 살아가느냐가 더 큰 의미를 가집니다. 나이가 들수록 가장 소중한 것은 건강이며, 그중에서도 우리의 기억과 마음을 지켜주는 '뇌 건강'은 행복한 인생 후반부를 위한 든든한 버팀목이 됩니다.

저는 오랫동안 어르신들과 함께 배우고, 웃고, 이야기하며 삶의 지혜를 나누어 왔습니다. 그 과정에서 깨달은 것은 뇌 건강이 결코 거창한 것이 아니라는 사실입니다. 하루하루를 기쁨으로 채우고, 작은 습관을 꾸준히 지키며, 새로운 것에 도전하는 용기를 잃지 않을 때 우리의 뇌는 언제나 반짝이는 빛을 내며 살아난다는 것을 보았습니다.

『100세 시대 뇌 건강 레시피』에 그런 삶의 순간들을 살아가는 지혜와 상식을 썼습니다. 특별한 도구나 거창한 방법이 아니라, 누구나 따라 할 수 있는 작은 실천들을 통해 뇌를 지키고 활력을 되찾을 수 있다는 희망을 전하고 싶었습니다. 차 한 잔의 여유, 따뜻한 대화 한마디,

가벼운 산책과 웃음 속에 우리의 뇌를 건강하게 만드는 비밀이 숨겨져 있습니다.

이 책이 독자 여러분께 단순한 지침서가 아니라, 마음을 위로하는 벗이 되기를 바랍니다. 앞으로의 인생이 단순히 '더 오래 사는 삶'이 아니라, '더 빛나는 하루하루'가 되기를 진심으로 기원합니다. 독자 여러분의 걸음마다 건강과 행복이 함께하길 바라는 마음을 이 책에 담아 드립니다.

2025년 여름
양은미

목차

추천사	4
들어가며	10

1부
시니어 웰라이프

아름다운 황혼의 노신사와 예쁜 치매 여사	17
포노사피엔스 시대를 살아가는 사람들	22
신(新)중년, 이제는 삶 속에 레버리지를 활용해야 한다	29
무엇이 로빈 윌리엄스를 삶의 절벽 아래로 밀었을까?	36
신중년의 위기? 초로기치매!	41

9988 1234, 100세 시대를 사는 사람의 소망	48
'걷기'로 다이어트와 치매 예방, 두 마리 토끼를 잡아라	57
뇌가 신나는 '걷기', 어떻게 하면 될까?	64
나이 들수록 필요한 두뇌 최적화	71
두뇌 최적화는 어떻게 할까?	76

생각 습관 바꾸고 감정 다스리기	81
삶의 해독제, 꿀잠	88
감사, 용서 그리고 망각의 힘	92
100세 시대, '중년의 위기' 어떻게 지나갈 것인가	100
나이 들수록 쓸 만해지는 사람들	105

2부
품격 있는 노년을 위한 뇌 건강 이야기

치매를 그냥 '인지저하증'이라고 하면 안 될까? 115
집 청소도 중요하고 뇌 청소도 중요하다 123
경도인지장애는 '철학적 죽음'의 옐로카드 132
양은 냄비에 끓인 라면은 입에는 좋은데 두뇌에는 어떨까? 139
쓱쓱 알록달록! 색칠로 두뇌를 반짝반짝 148

잠자는 액션배우? 꿈에서 배달된 뇌 건강 옐로카드 156
벤자민 버튼의 시간처럼 인지장애 어르신의 시간도 거꾸로 간다 163
나이가 젊다고 인지건강 과신은 금물 170
혀끝에서 빙글빙글 맴도는 야속한 "그거…" 177
성큼성큼 걸으며 인지건강을 챙겨보자 182

머릿속 안개 특보, 두뇌 건강에 유의 186
시원하게 머릿속 안개를 걷어내자 191
레이건 대통령의 마지막 선물 199
용기 있는 뮤지션의 빛나는 굿바이 투어 206
찰나의 빛으로 남아 있는 '그때 그 기억' 212

신중년의 스탠딩 오더(Standing Order) 219
100세 시대, '시골 쥐와 도시 쥐' 225
웰다잉 준비 시작은 관계 다이어트부터 233
아이든 노인이든 호모 루덴스(Homo Ludens) 240
아름다움에 반응하는 뇌 247

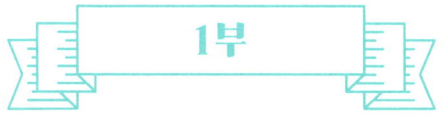

시니어 웰라이프

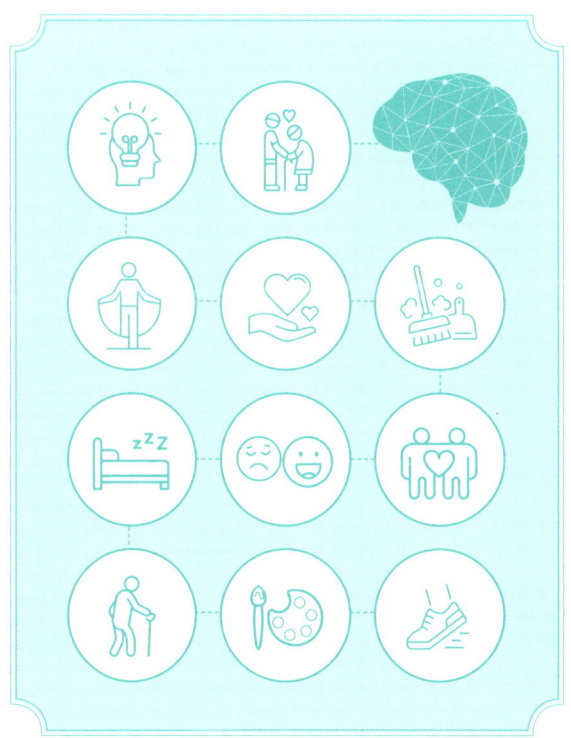

100세 시대 뇌 건강 레시피

아름다운 황혼의 노신사와
예쁜 치매 여사

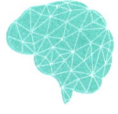

　서울 강남구 한복판 높은 빌딩가에서 황혼의 노을을 보기란 쉽지 않다. 일찍 퇴근하고 버스 정류장으로 걸음을 재촉하면서 먼발치 정류장에 서 계신 아름다운 황혼기의 노부부가 눈에 들어왔다. 그 모습이 노을 같다는 생각이 들었다. 복잡한 거리 간판과 그 옆을 지나가는 차들 사이에 마치 잔잔한 빛을 발하는 한 장의 사진 같았다.

　중절모를 쓰고 말쑥하게 차려입은 노신사는 잔잔한 꽃무늬 원피스에 잘 어울리는 하얀 벙거지 모자를 쓴 여사님 손을 꼭 잡고 계셨다. 너무 인상적이고 부럽기도 해서 정류장으로 걸어가는 내내 시선을 붙잡았다. 정류장에 다다르자 부부의 대화를 듣게 되었다. 여사님은 며느리에 관한 섭섭함을 욕을 섞어 투정을 부리시고, 노신사는 웃으시며 달래고 어르고 계셨다. 단번에 여사님이 치매에 걸렸다는 것을 알 수 있었다. 순간 '아, 어르신이 여사님을 지극 정성으로 잘 보살펴서 예쁜 치매 어르신이 되었구나' 하는 생각이 스쳐갔다. 기다리던 버스가 정류장에 멈추자 어디서 나타났는지 사람들이 먼저 버스에 탔다. 노신사는 여사님이 버스 타는 것을 도와주며 조심스럽게 올라탔다. 그래서 한참을 기다려서야 버스에 오를 수 있었다. 사람들은 간혹 거친 말을 내뱉는 치매 어르신에 익숙하지 않아 당황스럽고, 그 대화를 듣는 것이 거북스러워 피하곤 한다.

우리 주변에 치매 노인은 얼마나 될까?

고령화로 인해 치매 노인의 수는 가파르게 증가하고 있다. 우리가 생각하는 것보다 주변에서 치매 환자를 훨씬 쉽게 찾아볼 수 있다. 일주일에도 몇 번씩 울리는 '실종 치매 노인을 찾는 알림'만 보더라도 우리 주변에는 미처 관심을 두지 못하는 치매 노인이 많다는 것을 알 수 있다. 중앙치매센터의 통계자료에 따르면, 이미 2022년에 65세 이상 노인의 치매 유병률은 10.31%에 달했다. 법률상으로는 65세 이상이 노인이라고 하지만, 최근에는 70대 후반이나 80세 이상은 되어야 비로소 노인이라고 느끼는 것이 현실이다. 그래서 80세 이상을 대상으로 살펴보면, 치매 환자 비중은 무려 59.85%에

이른다. 이는 80세 이상 노인 두 분 중 한 분은 치매 노인이라는 것이다.

'설마?' 하며 놀라는 사람이 많을 것이다. 우리나라는 만 66세 이상부터 국가건강검진에서 인지기능장애 검진을 2년에 한 번씩 받는다. 이때부터 비로소 치매에 대한 실질적인 스크린 작업이 시작되는 것이다. 다행히 '치매검진사업'이 진행되어, 만 60세 이상이면 누구나 보건소 치매안심센터에서 무료로 치매선별검사를 받아 볼 수 있다. 선별검사 후 경도인지장애나 치매 의심자에게 치매정밀검사(신경심리검사)를 무료로 시행하며, 필요하다면 협약병원을 통해 진단검사 및 감별검사를 받을 수 있다. 하지만 60대 초반의 사람들은 스스로를 노인이라고 생각하지 않기에 치매선별검사를 받아야 한다고 느끼지 못하는 경우가 대부분이다. 이러한 이유로 치매 관련 상담을 위해 찾아오는 분들은 이미 치매가 상당히 진행된 상태임에도 불구하고, 어떻게 해야 할지 몰라 그저 답답한 심정만 토로하며 하소연을 털어놓는다.

우리는 치매에 대해 얼마나 알고 있을까?

그렇다면 젊은 사람들은 치매 위험에서 자유로울까? 그렇지 않다. 최근에는 65세 이전에 발병하는 '초로기치매' 환자가 많아지고 있다. 이는 조만간 우리 사회의 중요한 이슈가 될 것으로 보인다. 이들의 실제 수치는 공식 통계에 온전히 드러나지 않기 때문에, 통계 자료의 수치보다 훨씬 높을 것으로 예상된다. 아마 초로기치매라는 말을 처음 들어보는 사람도 많을 것이다. 대부분의 사람은 신중년 (5060세대)에 들어서야 부모나 주변을 통해 치매 소식을 접하면서 치매에 대한 걱정과 두려움을 느끼기 시작한다.

오래전부터 당뇨, 고혈압, 고지혈증, 암 등 성인병으로 분류되는 질병들은 예방법이나 건강 지식이 상당히 많이 알려져 있다. 성인을 대상으로 하는 건강 문해교육에도 이러한 질병 관련 내용은 잘 다루고 있다. 하지만 안타깝게도 치매 관련 내용은 찾아보기 어렵다. 마치 치매 관련 정보를 치매안심센터에만 맡겨 둔 듯하다. 그러나 많은 일반인은 치매안심센터를 '치매에 걸린 사람만 가는 곳'이라고 여겨 거부감을 느낀다. 우리는 치매에 대해 너무 두려워하면서도, 치매에 대해 너무 모르는 것이 현실이다.

'아름다운 황혼의 노신사와 예쁜 치매 여사'처럼 살아가려면?

손을 꼭 잡고 함께 어르고 달래서 외출할 수 있는 '예쁜' 치매 환자로 살아갈 수 있다면, 오랫동안 가족들과 함께 추억을 나누며 지낼 수 있다. 치매 환자라고 해서 모두 난폭하거나 성가시고 불편한 모습만 보이는 것은 아니다. 치매 초기부터 적극적으로 치료에 집중하고 좋은 생활 습관을 유지하며 가족의 세심한 배려가 더해진다면, 충분히 예쁜 치매로 진행될 수 있다. 따라서 조기 발견과 조기 치료가 매우 중요하다. 가족 역시 치매에 대해 잘 알아야 하고, 50대 이상부터는 치매 예방 활동을 생활 습관으로 만드는 노력이 필요하다.

만약 지금 치매가 발견되었다면, 사실 치매의 씨앗은 이미 7~10년 전에 두뇌 속에서 싹트기 시작한 것이다. 그러므로 신중년부터는 치매에 대해 더 많이 배우고, 자신에게 맞는 치매 예방 활동을 적극적으로 찾아 실천해야 한다. 이는 자신의 시니어 웰라이프를 위한 꼭 필요한 '가치소비'라고 할 수 있다. 치매 예방 활동에 돈과 시간, 지식, 노력을 투자하는 것은 자신의 삶 후반기를 위한 가치 있는 소비이자 투자이기 때문이다.

포노사피엔스 시대를
살아가는 사람들

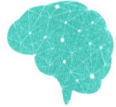

　나는 약속 시간에 10분 정도 일찍 도착해야 마음이 편한 사람이다. 어느 해 여름날, 여느 때처럼 넉넉하게 시간을 잡고 버스 정류장에 나왔다. 늘 하던 대로 재킷 주머니에 손을 넣는 순간, 스마트폰이 없는 걸 깨달았다. '그냥 저기 오는 버스를 타고 약속 장소에 다녀온 뒤, 집에 가서 찾아볼까? 아니면 지금 당장 집에 갔다 올까?' 약속 시간에 늦지 않겠다는 나의 신념이 단 몇 초 만에 '노모포비아(No Mobile-Phone Phobia, Nomophobia)'에 꺾였다. 스마트폰이 없다는 불안감에 결국 집으로 발길을 돌렸다. 사실, 하루 반나절 스마트폰 없어도 잘 지낼 수 있는데도 말이다.

　2000년대 후반에 등장한 신조어 '노모포비아'는 2018년 케임브

리지 사전이 올해의 단어로 선정할 정도로 사람들 사이에 만연해 있다. 스마트폰에 일상을 의존하다 보니, 스마트폰이 없으면 괜히 초조하고 불안감을 느끼게 된다. 특히 청소년은 할 일도 없이 스마트폰을 시도 때도 없이 만지작거리며, 스마트폰을 강제로 사용하지 못하게 하면 때로는 폭력성을 드러내기도 한다. 이렇듯 호모사피엔스는 어느새 스마트폰 없이는 일상생활을 할 수 없는 신인류, '포노사피엔스'가 되었다.

포노사피엔스 시대를 살아가는 노인의 고달픔

스마트폰은 세상을 완전히 바꿔 놓았다. 이미 오래전에 거리에서 공중전화 부스를 찾아보기 힘들어졌는데, 이제는 은행도 점차 사라지고 있다. 현금 인출 외에는 스마트폰으로 모든 것을 처리할 수 있게 되면서 방문객이 줄어든 작은 은행들은 ATM만 남겨두고 사라지는 중이다. 카페나 음식점에서 주문을 받던 아르바이트 자리도 키오스크나 스마트패드가 대신하는 곳이 늘어나고 있다. 오랜만에 찾아간 은행이 사라진 것을 보고 다른 지점을 묻는 어르신에게 스마트폰으로 가장 가까운 은행을 찾아 알려드렸다. 고맙다며 발길을 돌리시는 어르신 뒷모습에서 고달픔이 느껴졌다. 음식점 키오스크 앞에서 주문이 서툰 어르신이 있으면 뒤에 서 있는 줄은 길어지게 마련이다. 그때 뒤에 서 있던 젊은 사람이 주문을 도와주면 줄은 금방 줄어든다. 도움을 받은 어르신은 고마우면서도 미안한 마음이 든다.

길에서 어르신들을 위한 스마트폰 교육 강좌 신청 안내 현수막을 종종 보게 된다. 참 다행스러운 일이다. 하지만 2022년에 발표한 보건복지부의 노인실태 조사에 따르면, 어르신 10명 중 7명은 이런 디지털 기기를 사용하는 일을 부담스러워한다. 노인복지관은 대부분 대도시에 집중되어 있고, 전국 노인 인구수를 생각하면 이용률도 그리 높은 편이 아니다. 대다수 어르신은 디지털 기기 사용법을 배우는 것을 자식이나 손주에게 의존한다. 오랫동안 시니어 교육과 집단 상담을 하면서 포노사피엔스 시대를 살아가는 어르신들의 경험담을 들었다. 밖에 나가지 않아도 여러 가지 일을 스마트폰으로 척척 해결하는 새로운 앱의 출시는 젊은 사람에게는 반가운 일이지만, 스마트폰 사용이 익숙하지 않은 어르신에게는 새로운 과제가 생겨 고달픈 일이다. '배움에는 끝이 없다'는 말이 이들에게는 야속하게 들릴지도 모른다.

포노사피엔스의 육아 방식을 바라보며

디지털 기기는 아이를 키우는 엄마에게는 마법의 요술 램프와 같다. 아이가 떼를 쓰고 울면 엄마는 스마트폰을 아이 앞에 놓아주고, 클릭 몇 번으로 재미있는 콘텐츠를 열어준다. 아이의 울음은 순식간에 사라지고 아이의 눈은 스마트폰에 꽂힌다. 그제야 엄마는 편안하게 지인들과 즐겁게 시간을 보낼 수 있다. 이런 모습을 식당에서 자주 보게 된다. 집에서도 마찬가지다. 예전에는 텔레비전이 하던 일을 이제는 스마트폰이 대신하여, 장소를 가릴 것 없이 아이가 재미있어하는 콘텐츠를 불러낼 수 있다.

예전에 초등학교 상담 봉사를 하면서 공감 능력이 떨어지는 아이들을 자주 만났고, 주의력결핍 과잉행동장애(ADHD)로 의심되는 아이들을 꽤 보았다. 자신의 롤 모델이나 미래 꿈을 이야기할 때면 어김없이 스마트폰 게임의 주인공이나 유명 유튜버 이야기가 나온다. 코로나19로 인해 전대미문(前代未聞)의 비대면 시대를 거쳐 성장한 아이들은 특히 불편한 말이나 자기 생각을 스마트폰의 이모티콘과 문자로 소통하는 것을 더 편하게 생각한다. 그래서 나는 아이들에게 말로 상대방에게 자기 생각을 당당하게 말하는 연습을 시키기도 했다. 상대방에게 자기 의사를 직접적으로 전달하는 소통 방식을 알려주고 싶었다.

옛날 사람처럼 굴고 싶지는 않지만, 스마트폰도 없고 학원도 갈 필요 없던 어린 시절을 보낸 신중년은 비록 도시에 살더라도 집 밖의 놀이터에 나가 옹기종기 아이들과 모여서 흙도 만지고 꽃, 풀, 돌 등 주변에 보이는 것을 장난감 삼아 놀았다. 이렇게 직접적인 사회적 접촉을 통해 상대방의 마음과 입장을 파악하며 공감 능력을 키웠다. 사람은 상대방의 감정을 말, 표정, 몸짓 등으로 느낀다. 이런 것을 이모티콘이나 문자가 대체하기에는 역부족이다. 성장하는 아이들이 사회적 접촉을 스마트폰으로 하게 되면 공감을 배우는 것이 어려워진다. 또한 아이들은 자기 마음대로 무언가를 해보면서 실패하고 성공하며 자신만의 경험을 쌓아가야 한다. 그래야 그 속에서 의지도 생기고 자기 생각과 정체성을 키울 수 있다. 하지만 스마트폰에 집착하며 매달리기 시작하면, 이렇게 자기 생각, 의지, 정체성을 키워갈 시간이 없어진다.

지금 아이를 키우는 엄마들도 이미 청소년기 이전부터 스마트폰에 익숙한 세대이다. 그러다 보니 더 쉽게 스마트폰을 육아에 활용한다. 나는 남자아이 둘을 키워봤기 때문에 육아 스트레스를 이해한다. 하지만 이것 하나만은 기억해 두자. 아이들이 사춘기가 되면 부모와 대화하는 것보다 스마트폰과 시간을 보내려 할 것이다. 아마 방에서 엄마한테 문자로 간식을 가져다 달라고 할지도 모른다. 지금 제일 예쁠 때 아이 눈을 한 번이라도 더 마주치고 이야기하며 달래는 것이 먼 훗날 좋은 추억으로 남을 것이다.

포노사피엔스 시대에도 인간다움을 지키려면

　포노사피엔스들도 인간다움을 잃어가는 질환인 치매를 피해 가기 어렵다. 치매 예방에서 강조하는 것이 건강한 생활 습관이다. 그중에서 운동은 빠질 수가 없다. 「디지털 치매」로 디지털화의 위험성을 알린 만프레드 슈피처 박사는 치매 예방책의 중요한 요소로 아동·청소년기에 교육을 통해 최대한 높은 지적 수준에 도달할 것과 건강한 육체 활동을 들었다. 사람도 다른 생명체와 마찬가지로 성장의 정점에 다다른 뒤, 쇠퇴하고 쇠약해진다. 도달한 최고의 정점이 높을수록 떨어지는 데 오래 걸리는 것이 당연하다. 신체 건강뿐 아니라 정신 능력도 마찬가지다. 그래서 아동·청소년기에 교육을 통해 최대한 높은 지적 수준에 도달해야 한다. 신체 운동으로 뇌에서 새로운 신경세포가 자란다는 것이 최근 연구를 통해 입증되었다. '뇌에 가장 좋은 운동은 조깅이다'라는 말처럼 스마트폰에 의존하는 세대는 신체 활동에 신경을 써야 한다.

　인지가 떨어진 어르신의 인지 교육을 담당하는 AI 로봇, 아이들의 학습을 돕는 에듀테크 제품 등 급격히 발전하는 AI 기술에 감탄

하면서도 한편으로는 두려움을 느낀다. 하룻밤 자고 나면 또 어떤 신기술이 등장할지 모른다는 생각에, 우리의 불편함을 덜어주는 AI 기술이 고마우면서도 실제 인간형에 가까운 AI를 마주할 것 같아 사실 두렵다. 이처럼 디지털 시대에 인간다움의 가치를 되묻게 되는 요즘, 나는 포노사피엔스 세대지만 일주일에 하루라도 스마트폰을 내려놓고 아이 손을 잡고 공원이나 산 등 자연을 만날 수 있는 곳으로 가서 가족끼리 '스마트폰 프리 데이(Smartphone Free Day)'를 즐기며 인간다움을 키우고 지켜나가길 권하고 싶다. 특히 시간과 노력을 들여 아이에게 운동 습관을 길러주는 것은 매우 중요하다는 것을 꼭 염두에 두었으면 한다. 치매 예방은 어릴 때부터 생활 습관으로 자리 잡아야 할 만큼 중요하다. 치매는 어르신들에게만 해당되는 이야기가 아니며, 젊을 때부터 건강한 삶을 위한 최고의 투자라는 것을 잊지 않았으면 한다.

신(新)중년, 이제는 삶 속에 레버리지를 활용해야 한다

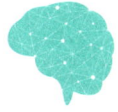

경제경영 분야 베스트셀러 『레버리지』를 선물로 받았다. 늘 사서 읽고 싶었지만, 상담이나 심리 관련 도서에 밀렸던 책이다. 나는 선물 받은 책은 꼭 읽어본다. 그래서 버스나 지하철에서 틈틈이 『레버리지』를 읽었다. 이 책은 레버리지가 자본주의를 내 편으로 만드는 기술이며, 자본주의를 어떻게 잘 활용하여 최소한의 노력과 시간으로 자본을 증식하는지 그 방법을 독자에게 알려주고 있다.

저자 롭 무어(Rob Moore)는 "레버리지는 당신이 잘할 수 있는 일을 수행하고, 당신이 잘하지 못하는 것을 위임하는 기술이다. 레버리지는 정신없이 바쁜 순간에도 당신의 머릿속에 목표와 비전, 우선순위를 명확하게 상기시킴으로써 더 높은 수준을 향해 나아가는 삶의 방식이자 철학"이라고 말한다. 이 책을 읽는 내내 상당 부분 공감하며 고개를 끄덕였다. 그런데 다 읽고 나니 저자와는 조금 다른 시각에서 레버리지를 적용해야겠다고 생각했다. 50세를 훌쩍 넘긴 나는 앞으로 남아 있는 삶의 가치를 추구하기 위해서 레버리지를 사용하고 싶다.

인생의 반환점에 선 신중년

신중년은 2017년에 고용노동부 보도자료에서 등장한 신조어이다. 일자리에서 은퇴해야 하고 노후를 준비해야 하는 과도기 세대인 5060세대를 말한다. 이 연령대는 자신을 '시니어'라고 생각하지도 않고 그렇게 불리고 싶어하지도 않는다. 그런데 대부분 국가에서 65세 이상을 '노인'으로 정의하고 있다. 이런 정의가 내려진 근원을 찾아보면 100년 전으로 거슬러 올라간다. 19세기 후반 프로이센의 재상인 비스마르크(Bismarck)가 1889년 처음으로 국가 연금보험 제도를 마련하면서 70세 이상을 연금 지급 대상으로 정했고, 이후 1916년부터 65세로 낮췄다. 1950년대부터 UN이 고령 지표를 산출할 때 이 기준을 사용하여 65세 이상을 '노인'으로 정의하면서 자연스럽게 65세가 노인 나이의 기준이 되었다. 그 당시만 해도 인간의 평균수명은 60세를 넘지 못했다. 그러니 65세 이상이면 노인이라고 생각했을 것이다.

그러나 최근에는 우리나라를 포함하여 대다수의 선진국의 평균 수명이 80세를 넘기고 있다. 더욱이 요즘은 '100세 시대'라고 하지 않는가. 겨우 인생의 절반을 조금 넘겼는데 노인이라고 한다면 5060세대는 스스로 인정할 수 없는 것이 당연하다. 모르는 아이들이 나를 부를 때 아무도 '할머니'라고 하지 않는다. 다들 '아줌마'라고 부른다. 5060세대는 더 이상 시니어가 아니다. 그래서 신중년이라는 신조어가 필요한지도 모르겠다.

사람의 삶은 발달, 성숙, 노화의 3단계를 거친다. 그리고 수명의 30%는 발달 단계, 50%는 성숙 단계 그리고 20%는 노화 단계에 사용된다. 물론 사람마다 신체적·인지적 건강 상태에 따라 다르겠지만, 건강한 사람의 경우 최소한 70대 이상은 되어야 노화 단계에 들어섰다고 느낄 것이다. 실제로 2022년 노인실태조사에서 사람들이 생각하는 주관적인 노인의 기준은 70.2세로 조사되었다. 그래서 5060세대를 노인이라고 하기보다 신중년으로 부르는 것이 자연스럽다.

그렇다면 인생의 반환점을 돌아선 시기인 신중년의 삶은 어떤 모습일까? 어떤 이는 산업시장의 비중이 큰 액티브 시니어로서 은퇴 준비가 탄탄하게 되어 있어 여유로운 삶을 살아가고, 어떤 이는 복지 정책의 혜택을 받기 전까지 계속 재취업하거나 퇴직금을 사용하여 경제 활동을 이어가야 한다. 그리고 이조차도 힘들어 연금이나 복지 혜택을 받기 전까지 고달픈 삶을 살아가야 하는 이들도 있다. 현재 어떤 상태에 처해 있든지 이제 인생 반환점을 돌아서 막바지 성숙 단계에 들어서고 있다. 이제 나머지 인생을 의미 있게 살아가기 위해서 나를 돌아보고 노후의 삶을 계획할 필요가 있다. 이 시점에서 부를 증식하는 방법을 알려주는 책인 『레버리지』에서 제시하는 방법들을 행복한 삶의 가치를 얻는 방법으로 일부 빌려와 적용해 볼 만하다.

레버리지를 어떻게 적용해 볼 것인가?

『레버리지』에서는 "무엇을 해야 할지 파악하고 실행하라. 당신의 삶에 타인의 계획을 끼워 넣지 마라. 좀비 무리를 따라가지 마라. (…중략…) 당신의 방식대로, 당신의 의도대로, 계획에 따라 삶을 살아가라"고 한다. 지금의 신중년은 자식 교육을 위해 정신없이 일하며 살아왔는데 이제는 부모 부양을 앞두고 있다. 여기서 잠시 멈추자. 이제 자신을 위해서 살아가야 할 때다. 남은 인생은 지금껏 살아온 인생보다 훨씬 짧을 수도 있고, 실질적으로 건강하고 즐겁게 살 수 있는 시간은 더욱 짧을 것이다. 비록 부모 부양도 완전히 배제할 수 없겠지만, 그래도 남은 인생에서 내가 추구하고자 하는 가치를 찾고, 실천하기 위한 계획을 세우고, 내 방식대로 옮기며 노후의 삶을 준비하자. 사회적 역할 수행을 하느라 자신이 추구하는 가치에 대해 생각할 여력이 없었다면 지금부터 가치 목록을 세우는 것부터 시작하자.

『레버리지』에서 롭 무어는 다음과 같은 방법을 제시하고 있다.

"삶에서 가장 중요하다고 생각하는 것을 느끼는 일을 적어본다. 건강, 가족, 돈, 자유 행복, 성공, 여행, 외모 등의 추상적인 개념을 생각한다. 단어가 더 이상 생각나지 않을 때까지 한다. 마지막으로 적어 놓은 각 항목을 진지하게 평가하고 삶에서 바꾸고 싶은 것을 기준으로 순서를 재배열한다."

그는 이 과정을 할 때 다음의 사항을 고려하라고 한다.

"어떤 일에 대부분의 시간을 보내는가?"

"외부적 압박을 받지 않고 하루 종일 하고 싶은 일은 무엇인가?"

"무엇에 대해 지속적으로 생각하는가?"

"당신의 어떤 점이 사람들에게 가장 잘 알려져 있는가?"

"삶에서 결과가 이미 나타난 부분과 나타나지 않는 부분은 무엇인가?"

　이런 과정을 통해 만들어진 가치 목록을 잠자리에 들기 전 그리고 깨어나서 한 번씩 읽고 틈틈이 시간 날 때마다 읽으면 며칠 뒤에는 뇌가 무의식적으로 기억하고 자연스럽게 행동과 생각에 영향을 끼치게 될 것이다. 이제부터는 자신의 가치를 실천하며 살아가게 될 것이다.

건강하게 살아가는 시간의 가치는 돈의 가치 그 이상이다

　미국 100달러 지폐 속 인물인 벤자민 프랭클린은 '시간은 돈이다'라는 격언을 남겼는데, 이는 현명하게 시간을 사용함으로써 부를 구축할 수 있고 자신의 자유 시간을 추구할 수 있다는 의미다. 『레버리지』를 읽으며 저자가 벤자민 프랭클린의 이러한 생각에 많은 영향을 받았을 거로 생각했다. 『레버리지』에서는 "뛰어난 사람과 평범한 사람의 차이는 얼마나 많은 시간을 가지고 있는가에 달린 것이 아니라 그 시간을 어떻게 선택하고, 사용하고, 투자하는가에 달린 것이다"라고 이야기하고 있다. 이 말에 크게 공감했다.

　100세 시대를 살고 있는 신중년은 인생의 반환점을 막 돌았다고 해서 지나온 시간만큼 건강하게 살아가는 시간이 동일하게 남아 있는 것은 아니다. 건강하게 살고, 내 가치를 실현하고, 존재감을 느끼며 살 수 있는 시간은 불과 20년도 안 될 것이다. 현재 통계상 80대 이상 노인 둘 중 한 사람은 치매일 수 있다. 신중년이 80대가 될 때는 그 비율이 더 커지면 커졌지 줄지는 않을 것이다. 그러니 지금 내가 앞으로 살아갈 시간에 진짜 나를 위해 살아보자. 신중년이 되어 이제껏 '하고 싶은 일'보다 '해야만 하는 일'에 너무 붙잡혀 살아왔다는 생각이 든다면 하고 싶은 일, 내게 가치 있는 일이 무엇인지 우선순위를 정해서 실천하며 살아보자. 돈과는 바꿀 수 없는 지금의 시간을 가치 있게 맞이해야 한다.

무엇이 로빈 윌리엄스를
삶의 절벽 아래로 밀었을까?

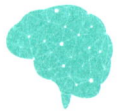

    로빈 윌리엄스는 내가 좋아하는 배우다. 그가 나온 영화는 내 인생에서 의미 있는 시기마다 영향을 주었다. 첫 번째 영화는 「죽은 시인의 사회」다. 학사 경고를 받고 졸업하기 위해 공부하던 내게 인생의 큰 그림을 그려보게 해준 영화다. 인생 후반기를 보낼 새 직업을 고민할 무렵, 그때의 인생 그림대로 살아가고 있다는 것을 깨달았다. 그래서 망설임 없이 사회복지상담학 박사 과정을 시작했다. 두 번째 영화 「굿 윌 헌팅」은 상담사 지망생이라면 한 번쯤 추천받는 영화다. 물론 상담 공부를 하느라 영화를 즐기기보다 분석하며 보았지만, 역시 로빈 윌리엄스의 연기는 사람을 영화 속으로 몰입하게 만든다. 다른 사람에게 웃음과 희망을 주던 훌륭한 배우, 로빈 윌리엄스가 죽음을 선택하게 한 질환에 관해 이야기해 보려 한다.

"로빈 윌리엄스 사망… 생전 '자살은 잘못된 해결 방법'이라 했는데"라는 신문 기사 제목(조선일보 2014년 8월 13일 자)에서 당시 사람들이 그의 죽음에 대해 의아해했다는 것을 알 수 있다. 더욱이 그가 죽기 전 생일을 맞이한 딸에게 "생일 축하한다. 젤다 윌리엄스. (…중략…) 항상 나한테는 꼬마 숙녀구나. 생일 축하한다. 젤다 윌리엄스, 사랑한다"라고 트윗을 보냈다는 것이 화제가 되었다는 기사도 그의 팬들이 그 죽음에 충격을 느끼고 이해하기 힘들어했다는 것을 보여 준다. 죽음을 선택한 그를 이해할 수 없었던 이유는 죽음을 선택할 당시만 해도 그의 질환에 대한 정확한 원인을 알 수 없었기 때문이다. 그냥 파킨슨병으로 힘든 생활을 하고 우울증 등으로 힘든 상황을 못 견딘 것으로 생각했다. 하지만 부검 결과 그는 루이소체치매를 앓고 있었다.

로빈 윌리엄스를 죽음으로 밀어버린 '루이소체치매'

로빈 윌리엄스는 자신이 무슨 병에 걸린 줄도 모르고 고통 속의 나날을 보냈다. 환각과 망상에 시달리고, 대사도 외우기 힘들 정도로 인지장애를 겪으면서도 촬영장에서 죽을힘을 다해 연기했다고 한다. 그는 밤마다 환각과 망상에 시달린 후 아침에 일어나서 아내 수잔에게 "내 뇌를 재부팅하고 싶어"라고 말했다고 한다. 치매는 자기 자신을 잃어가는 병이다. 자기 자신으로 존재하는 시간이 사라져 가는 것을 느끼면서 그는 삶의 절벽 끝에 서서 뛰어내리고 싶은 생각을 수도 없이 했을 것이다. 그리고 결국 그는 실천에 옮겼다.

루이소체치매는 헛것을 보는 환시(幻視) 증상이 두드러지는 치매이다. 퇴행성 치매의 원인 중 알츠하이머병 치매 다음으로 흔한 치매로, 전체 치매 환자의 10~25%를 차지하는 것으로 알려져 있다. 루이소체치매는 뇌 속에 루이소체라는 단백질이 침착하여 뇌 기능을 떨어뜨린다. 루이(Lewy)라는 의사가 발견하여 루이소체치매라고 부르게 되었다. 루이소체치매의 주요 특징은 집중력과 각성 상태를 포함하는 인지기능의 변동이 심하다는 것이다. 하루에도 극도로 다양하게 인지저하 변동이 나타난다. 알츠하이머병 치매에서 이런 증상들은 말기에 나타난다. 그리고 경직과 느린 행동, 몸의 떨림 등 파킨슨 증상이 동반된다. 파킨슨병과 루이소체치매의 다른 점은 루이소체치매가 치매 증상이 더 심하고, 운동 증상은 대부분 경직에만 국한되어 느린 행동이나 몸의 떨림은 덜 나타난다는 것이다. 또한 질병 초기부터 환시 증상을 겪을 수 있다. 수면 중에 갑자기 괴성을 지르거나 환시가 나타나 사람에게 욕하거나 이상한 행동도 할 수 있다.

로빈 윌리엄스는 사망하기 3개월 전부터 인지가 빠르게 나빠져서 대본 한 줄 외우는 것도 굉장히 힘들어졌다고 한다. 그는 증상의 원인을 찾기 위해 피검사와 MRI 촬영 등을 반복했지만 원인을 찾을 수 없었다. 그러고는 결국 파킨슨병 진단을 받게 되었다. 그러나 이미 그의 증상은 심각해져서 얼굴 근육이 굳어져 표정이 없어지고, 걷는 것도 힘들어지고 대화도 어려워졌다. 이런 증상보다 그를 더욱 힘들게 한 것은 환각, 망상, 편집증, 공황장애 등과 같은 정신과적 증세였다. 오죽했으면 뇌를 재부팅하고 싶었을까? 밤새 정신질환증세에 시달려 주변 사람에게 문자를 보낸 뒤 아침에 느꼈을 그의 절망감과 죄책감이 그를 더욱 우울하게 만들었을 것이다. 그때 그는 아마도 「굿 윌 헌팅」의 명대사 "It's not your fault(네 잘못이 아니야)."를, 정작 자신에게는 들려주지 못했던 것 같다. 윌과 많은 상처받은 이들에게 위로와 치유를 선사해 준 바로 그 말을 말이다.

현재를 즐겨라, '카르페 디엠(Carpe Diem)'

「죽은 시인의 사회」에서 로빈 윌리엄스가 열연한 존 키팅 선생이 학생들에게 시를 읽어주면서 명대사가 된 '카르페 디엠'의 의미를 되새겨보며 글을 마무리하고자 한다. 존 키팅은 "현재를 즐겨라, 시간이 있을 때 장미 봉우리를 거두라"라는 시를 말하면서 왜 시인이 이런 시를 썼는지 묻는다. "왜냐하면 우리는 반드시 죽기 때문이다"라고 이야기하며, 낡은 사진 속의 희망에 찬 젊은 선배들이 결국에는 사회 관습에 얽매여 평범한 삶을 살다가 죽어갔음을 알려준다. 그러면서 사회 관습에 얽매이지 말고 지금 당장 자유의지를 갖고 용기 내서 자기만의 삶을 살아가라고 조언한다.

죽음을 피해 갈 수 있는 사람은 없다. 그렇다고 날마다 죽음을 걱정하는 사람들도 거의 없다. 마찬가지로 치매를 100% 피해 갈 수 있다고 장담할 수 있는 사람도 없다. 그런데 나이를 먹을수록 치매에 걸릴 확률은 높아진다. 50대를 넘어서면 치매 걱정을 하는 사람이 생기기 시작하고, 나이를 더 먹을수록 그 수는 더 많아진다. 그렇다고 너무 치매 걱정에 매여 살지는 말자. 로빈 윌리엄스처럼 조기발견이 어려운 치매에 걸려 고통받기도 하지만, 정기검진을 챙기고, 성인병 예방하듯이 건강한 생활 습관을 갖고, 사람들 속에서 즐겁게 사는 것이 기본적인 치매 예방법이다.

우리는 모두에게 하루 24시간이 공평하게 주어져 있다. 이 소중한 시간을 미래의 걱정으로 채우기보다는, 오늘을 즐겁고 건강하게 보내는 데 집중하자. 오늘 하루를 가치 있게 살아가려는 작은 노력이 모여, 빛나는 한주를 만들고 더 나아가 우리의 삶을 풍요롭게 할 것이다. 그러니 오늘도 Carpe Diem!

신중년의 위기?
초로기치매!

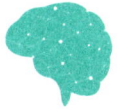

신중년을 위한 '건강가정론' 세미나에 사용할 수업 자료를 준비하다가 나이에 따라 사람들을 다양하게 분류하는 것을 알게 되었다. 나는 50세를 넘긴 지 오래됐지만, 스스로를 고령이라고 생각해 본 적이 없다. 그래서 만 50세부터 '준고령'으로 분류된다는 사실에 다소 의아했다. 법적으로는 만 55세 이상부터 '고령층', 만 65세부터 '노인'으로 분류한다.

2013년에 고용노동부가 만 40세부터 64세를 '중장년'이라고 지칭하고 중장년 일자리 정책을 마련하면서 '중장년'이라는 말이 널리 쓰이게 되었다. 그리고 최근에는 만 50세에서 만 69세를 '신중년'이라고 부르며 재취업과 창업 등을 지원하는 정책들을 쏟아내고 있다. 특히 신중년은 '액티브시니어'에 해당한다. 몇 년 전부터 소비시장의 큰손으로 등장한 액티브시니어는 시간과 경제적 여유를 갖고 건강하고 적극적으로 은퇴 생활을 하는 50~60대를 말한다. 이렇게 나이로 명칭을 분류하다 보니, 50대가 인생에 있어서 큰 의미와 전환점을 갖는다는 생각이 든다.

공자는 『논어 위정편』에서 나이에 대해 다음과 같이 언급하고 있다. "나는 나이 열다섯에 학문에 뜻을 두었고(吾十有五而志于學), 서른에 뜻이 확고하게 섰으며(三十而立), 마흔에는 미혹되지 않았고(四十而不惑), 쉰에는 하늘의 명을 깨달아 알게 되었으며(五十而知天命), 예순에는 남의 말을 듣기만 하면 곧 그 이치를 깨달아 이해하게 되었고(六十而耳順), 일흔이 되어서는 무엇이든 하고 싶은 대로 하여도 법도에 어긋나지 않았다(七十而從心所欲 不踰矩)." 나이 쉰에 천명(天命)을 알았다고 한 데서 유래되어 '지천명(知天命)'은 50세를 지칭하는 단어가 되었다. 여기서 '천명을 안다'는 건 하늘의 뜻을 알아 그에 순응하거나 하늘이 부여한 최선의 원리를 안다는 뜻이다. 40대까지는 개인적인 경험을 갖고 주관적으로 판단하며 묵묵히 살아왔다면, 50세인 지천명에 이르면 자신의 한계를 깨닫고 삶의 순리에 따라 살아간다는 것이다.

100세 인생을 살아가는 현대인에게 있어서 50세는 인생의 전반부를 끝내고 후반부로 들어가는 전환점이다. 인생의 절반 즈음에 이르러 제일 먼저 해야 할 일은 이제까지 숨 가쁘게 걸어왔던 삶에서 잠시 멈춰 서서 인생을 점검하는 시간을 갖는 것이다. 지천명에 걸맞게 순리대로 인생을 바람직한 삶으로 채워가기 위해서는 자신과 대화해야 한다.

조지프 캠벨의 『신화의 힘(The power of Myth)』에 다음과 같은 내용이 나온다. "당신은 인생에서 성공했을지 모른다. 하지만 가만히 생각해 보라, 당신의 삶이 어떠했는지, 당신의 삶에서 좋았던 것은 무엇인지. 당신이 정말로 하고 싶었던 일은 하나도 못했고, 당신의 몸과 마음이 가고자 했던 곳은 한군데도 가보지 못했다고 느낄 것이다." 이 말에 고개가 끄덕여진다면, 당신은 이제까지 삶의 가치를 외적인 성공에만 두었거나, 외적인 성공만을 추구해 온 것일 수 있다.

50세가 넘어서 인생 후반기에는 삶의 무게 중심을 외적 성공에서 내면의 가치를 중시하는 쪽으로 옮겨 와야 한다. 이렇게 하기 위해서는 먼저 자기 삶의 전반을 다시 점검해야 한다. 신체 건강부터 마음 건강까지 살펴보고 나머지 인생을 준비해야 한다. 설령 100세를 산다는 보장이 있더라도 인생 전반부의 50년과 인생 후반부의 50년의 삶의 무게와 모습은 다르기 때문이다.

신중년의 위기, '치매'

인생은 한 번만 할 수 있는 여행과도 같다. 즐겁게 출발한 여행도 길어지고 짐이 무거워지면 쉽게 지친다. 특히 인생 여정의 중간 지점 즈음에 다다르면 책임감과 과거에 대한 집착으로 짐이 엄청나게 무거워진다. 그래서 사람들은 대부분 종종 그 짐을 확 내동댕이치고 그만 포기하고 싶어진다. 흔히 말하는 '중년의 위기'가 찾아오는 것이다. 초고령사회로 접어들면서 중년의 기간이 신중년으로 길어졌다. 그런데 이 길어진 인생 여정의 짐 속에 '치매'라는 커다란 돌덩이가 쑥 들어온다. 갑작스럽게 늘어난, 버릴 수 없는 짐에 사람들은 무방비 상태로 주저앉는다. 그래서 '신중년의 위기'를 가져오는 치매는 참으로 무서운 존재다. 부모에게 노인성 치매가 발병하면 가족은 돌봄의 무게에 짓눌리고, 만약 자신에게 초로기치매가 찾아오면 치매 환자로서의 어려움까지 겹쳐 감당하기 더욱 힘들어진다.

세계사이버대학 사회복지학과생을 대상으로 '신중년의 건강가정론' 수업을 할 때였다. 일과 학업을 병행하는 사이버대학의 특성상 나이가 많은 신중년의 늦깎이 대학생이 많다. 사회복지학과 학생임에도 불구하고 초로기치매를 낯설어한다. 그래서 초로기치매를 주제로 선택한 것은 신의 한 수였다. 신중년에게 초로기치매는 노인성 치매와 달리 지금 당장의 문제가 될 수 있기 때문이다. 덕분에 더 많은 관심과 흥미를 갖고 이야기를 나눌 수 있었다. 초로기치매는 치매 원인 질환과 상관없이 65세 이전에 발병하는 치매를 말한다. 초로기치매 증상은 노인성 치매 증상과 다를 것이 없다. 하지만 젊어서 발병하기 때문에 진행 속도가 빠르고, 젊은 나이에 치매를 상상하기 어려워서 진단이 늦어진다. 그래서 조기 발견이 어렵고, 대부분 치매가 상당히 진행된 뒤 병원을 찾는다. 초로기치매의 경우 인지기능 및 일상생활을 수행하는 능력이 급격히 떨어져서 직장을 다니기 어려워진다. 결국 직업을 그만두고 경제적인 어려움을 겪는다. 무엇보다도 초로기치매에 대한 사회적인 인식 부족으로 인해 초로기치매 환자와 가족은 엄청난 스트레스와 좌절감을 겪는다. 더욱이 초로기치매 환자는 젊은 나이에 치매에 걸렸다는 생각에 쉽게 정신적으로 위축되고, 이로 인해 퇴행성 뇌 변화가 빠르게 올 수 있어서 주변의 도움과 관심이 절실히 필요하다.

초로기치매는 노인성 치매와 마찬가지로 알츠하이머병 치매가 큰 비중을 차지하고, 혈관성 치매, 알코올성 치매 등이 많이 나타난다. 특히 가족성 알츠하이머병 치매의 경우는 30~40대에 발병하며, 가족성 알츠하이머병 치매를 일으키는 돌연변이는 세대를 거르지 않고 바로 자식에게 발병한다. 하지만 다행히도 가족성 알츠하이머병 치매는 아주 드물다. 젊은 사람에게 나타나는 혈관성 치매는 뇌

혈관이 막히거나 음주 등 나쁜 생활 습관으로 발병된다. 특히 음주 후 필름 끊김(black out) 현상이 자주 반복된다면 초로기치매 위험이 높아진다. 따라서 음주를 줄이거나 단주할 필요가 있다.

치매는 유전적인 요소도 영향을 끼치며 생활 습관병으로 알려져 있다. 아직 명확한 치료제가 나오지 않았다. 특히 치매가 처음 생겨서 발병하는 데까지 7~10년이 걸리기 때문에 신중년이라면 지금부터 건강한 생활 습관을 통해 치매 예방에 노력을 기울여야 한다. 젊은 사람을 위한 치매 예방 수칙은 다음과 같으니 꼭 실천해 보자.

☐ 고혈압, 당뇨, 심장병, 고지혈증을 조심한다.

☐ 과음, 흡연하지 않는다.

☐ 우울증이 있으면 꼭 치료한다.

☐ 새로운 취미 활동을 시작해 본다.

☐ 머리 부상을 주의한다.

☐ 의식주는 독립심을 갖고 스스로 처리한다.

☐ 일주일에 3일 이상 하루 30분 이상 운동한다.

☐ 건강한 식생활을 한다. 설탕, 밀가루, 기름진 음식은 되도록 먹지 않는다.

지천명(知天命)으로서 삶의 방식

칼 융은 "인생의 아침 프로그램에 따라 인생의 오후를 살 수는 없다. 아침에는 위대했던 것들이 오후에는 보잘것없어지고, 아침에 진리였던 것이 오후에는 거짓이 될 수 있기 때문"이라고 했다. 인생 후반기에 어떤 어려움이 닥칠지, 또 어떤 즐거움을 찾을지 우리는 알 수 없다. 인생 전반기를 마치고 후반기에 접어드는 지천명, 50세부터는 생로병사(生老病死) 순리에 따라 주어지는 삶을 지혜롭게 살아가야 한다. 병에 대해 잘 대처하도록 예방하고, 병에 걸리면 잘 다스리면서 죽음을 지혜롭게 맞이해야 한다.

80세 이상 노인 둘 중 한 명은 치매 노인일 수 있다는 통계 수치에서 우리는 어렴풋이 우리가 무엇을 대비해야 하는지 지혜를 발휘할 수 있다. 인생의 여행 짐 속에 훅 들어온 치매라는 존재 앞에서 무방비로 주저앉을 것이 아니라, 지금부터 건강한 생활 습관을 키워 가면서 치매 예방에 관심을 갖고, 무엇보다 치매에 대해 많이 알아가는 것이 필요하다.

9988 1234, 100세 시대를 사는 사람의 소망

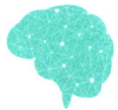

    세상에서 가장 오래 살아서 기네스북에 오른 사람은 122년 5개월 14일을 살고 사망한 프랑스의 잔 루이즈 칼망(1875~1997년)이다. 2022년 일본에서 119세로 사망한 다나카 카코가 그 뒤를 잇지만, 120세를 넘기지 못했다. 그렇다면 사람은 몇 살까지 살 수 있을까? 미국 생물학자 레너드 헤이플릭(Leonard Hayflick)은 "인간의 세포는 한 번 분열하는 데 평균 30개월(약 2.5년)이 걸리고, 평생 50회 분열한 뒤 멈춰버린다는 점을 감안하면 인간의 한계수명은 2.5년×50회인 125세다"라고 했다. 노화와 장수를 연구한 학자들은 동물의 수명을 성장 발육 기간의 5~6배로 보았고, 사람은 20~25세에 성장이 멈추기 때문에 120~125세를 살 수 있다고 한다. 지금처럼 평균수명이 늘어나면 조만간 많은 사람이 호모-헌드레드(Homo-Hundred)로 살아가게 될 것이다.

  2025년에 고령인구가 20.3%가 되면서 한국은 이미 초고령사회가 되었다. 2022년 경제협력개발기구(OECD)에 의하면 회원국의 기대수명(Life expectancy at birth)은 80.5세다. 기대수명은 0세 출생자가 앞으로 생존할 것으로 기대되는 평균 생존연수를 말한다. 2022년 보건복지부 자료에 따르면 한국인의 기대수명은 이보다 3년 정도 더 긴 83.5세이다. 그리고 2065~2070년 한국인의 기대수명은 90.9년으로 예상된다. 2023년 7월 현재, 한국에는 100세 이상의 노인은 9,036명이고, 예비 100세인(centenarian, 90~99세)은 289,859명이다. 100세가 먼 미래처럼 느껴지더라도 우리는 100세 인생을 준비해야 한다.

  "9988 1234"는 전화번호 뒷자리 같은 숫자 배열이지만, "99세까지 팔팔하게 살고, 하루 이틀 앓다가 사흘 만에 죽자(死)"는 의미로, 건강하게 살다가 삶을 마무리하고 싶은 시니어의 소망을 담고 있다. 젊은 사람들에게는 낯설어도 100세 시대를 살아가는 시니어들 사이에는 유행어다. 인생의 말년 10년이 가장 힘든 시기이기 때문에 건강하게 살다가 삶을 마감하고 싶은 소망을 담아 위안을 삼는 것인지도 모르겠다.

앞서 말한 것처럼 기대수명은 길어졌지만 건강수명(Disability Adjusted Life Expectancy)은 기대수명보다 10년 정도 짧다. 건강수명은 기대수명에서 질병이나 부상 등으로 활동하지 못하는 유병기간을 뺀 수명기간을 말한다. 그래서 건강수명은 실제로 건강하게 산 기간을 말하는데, 이는 시니어들의 삶의 질과 직결된다. 건강수명이 길어야 인생 말년의 고통스러운 기간이 짧아진다. 건강수명을 늘리기 위해서는 40대부터 다양한 건강 관리 예방 활동을 해야 한다.

건강 장수에 관심이 크다면 블루존(Blue Zones) 사람의 삶의 방식에 대해 관심을 가져봐야 한다. 블루존은 전 세계에서 장수 인구 비율이 높고, 건강하게 노년을 보내는 사람들이 많이 거주하는 지역으로 일본 오키나와, 이탈리아 사르데냐, 그리스 이카리아, 코스타리카 니코야 반도, 미국 캘리포니아의 로마 린다 등이 있다. 이들 지역의 공통된 생활 습관을 분석해 보니 다음과 같은 9가지 공통점이 있었고, 이를 '파워 나인(Power 9)'이라고 부른다.

❶ 자연스럽게 움직이기(Move Naturally)

❷ 삶의 목적 갖기(Purpose)

❸ 스트레스 해소하기(Down Shift)

❹ 80% 내로 살짝 부족하게 먹기(80% Rule)

❺ 식물성 식단 중심(Plant Slant)

❻ 적당한 음주(Wine at 5)

❼ 신앙 또는 소속감 갖기(Belong)

❽ 가족 우선시하기(Loved Ones First)

❾ 건강한 사회적 관계 유지(Right Tribe)

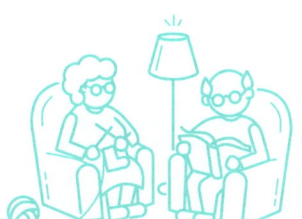

100세 인생은 재앙일까? 축복일까? 축복받은 100세 인생을 맞이하는 것은 건강한 생활 습관을 유지하려는 각자의 노력에 달려 있다.

치매 노인에게 희망을

우리나라 사람들의 3가지 뻔한 거짓말은 노인의 "내가 이젠 죽어야지", 처녀의 "시집 안 간다", 장사꾼의 "밑지고 판다"라는 말이라고 한다. 노인의 뻔한 거짓말은 100세 시대에는 예전과 다르게 다가온다. 80세 이상 노인 2명 중 1명이 치매 노인일 수 있다. 그래서 우리는 건강하지 못한 치매 상태에서 오래 살지도 모른다는 두려움이 크다. 치매는 하루아침에 증상이 나빠지는 것이 아니라 노력에 따라서 진행 속도를 늦출 수 있는 병이다. 따라서 지금 경도인지장애 혹은 초기 치매 진단을 받았다고 건강수명이 끝났다고 속단하지 말자. 중등도 이상의 치매 상태가 아니라면 혼자서 독립적인 생활을 충분히 해 나갈 수 있기 때문에 엄밀히 말해서 건강수명이 끝난 것은 아니다. 인지건강 관리 활동을 열심히 하고 건강한 생활 습관을 통해 치매가 서서히 진행하도록 치매의 발목을 잡아보자. 나는 경도인지장애나 치매 진단을 받고도 오랫동안 건강한 생활을 유지하는 분들을 많이 만났다. 그분들 중에서 치매 노인들에게 희망을 보여주는 한 어르신의 삶을 소개하고자 한다.

충남 서천에서 사시는 이을순(89세) 여사님. 혼자서 『매일매일 두뇌튼튼』 워크북 시리즈를 꾸준히 따라 하면서 치매를 관리했다. 얼마 전에 서천에 내려가 이을순 여사님을 만났다. 1년 전에 여사님으로부터 내가 쓴 책으로 시간을 잘 보내고 있다며 워크북을 만들어 줘서 고맙다는 내용의 손 편지를 받고 조금 놀라기도 했고 큰 보람을 느꼈다. 어떤 분인지 만나 뵙고 싶다는 생각에 찾아뵈었다. 이 여사님은 곱게 단장하고 나를 반갑게 맞아주었다. 식탁 옆에 쌓여 있는 교재와 활동지를 보고 여사님이 얼마나 열심히 혼자서 활동했는지 단번에 알 수 있었다. 여사님과 워크북 활동도 함께하고, 이런저런 이야기를 나누었다. 이 여사님의 며느리는 시어머니가 그간 활동한 워크북을 일일이 펼쳐 보이며 시어머니에 대한 존경심을 보여주었다. 내년이면 90세가 되는 어르신이 혼자서 이렇게 꾸준히 인지활동을 하며 인지건강을 챙기는 모습에 나 역시 경외감을 느꼈다. 좋은 곳에서 점심 대접을 하고 싶다고 신문에서 식당 광고를 오려 준비하신 여사님의 정성에 '내가 뭐라고 이렇게 고마워하시고 이렇게 대접을 하시는가…' 하며 감사한 마음이 들었다. 식당을 오가는 차 안에서 고부가 주고받는 대화를 들으며 시어머니의 인지건강을 넌지시 점검하고 챙기는 며느리의 세심함에서 여사님이 가벼운 치매를 겪고 계신다고 생각했다. 이 여사님은 인지가 너무 좋다. 그런데 계속 차 안에서 "요새 자꾸 깜박깜박해. 이제 갈 데를 가야 하는데…"라며 노인의 뻔한 거짓말로 하소연을 하셨다. 저절로 미소가 지어졌다. 아마도 여사님은 치매 증상이 진행되는 것을 몸소 느끼며 더 건강하게 지내고 싶은 소망을 한국인의 3대 뻔한 거짓말로 투박하게 표현했을 것이다.

서울에 돌아와서 이 여사님이 8년 전에 치매 5등급을 받았다는 이야기를 듣고 다시 한번 놀랐다. 8년 동안 치매 진행에 잘 대처하고 있는 여사님의 이야기가 갓 치매 진단을 받은 분들에게 큰 위안이 되겠다는 생각이 들었다. 이 여사님은 자신의 노력으로 8년 이상의 건강수명을 늘린 것이다. 이 여사님 외에도 경도인지장애를 진단받고 자신의 노력으로 인지건강 상태를 잘 관리하는 분들을 많이 만났다. 사람마다 정도의 차이는 있겠지만 인지건강을 잘 관리하고 좋은 생활 습관으로 살아가려는 노력으로 건강수명을 연장할 수 있다는 사실을 이분들을 통해 확인할 수 있었다. 지금 경도인지장애나 초기 치매로 진단받은 분들은 의기소침하지 말고 인지건강 관리를 위해 어떤 일을 할 것인지 계획을 세우고 실천해 보자.

건강한 노년의 삶

『노년의 의미』의 저자 폴 투르니에(Paul Tournier)는 "직업 이외에 어떤 다른 활동도 하지 않는 사람은 은퇴 후에 죽음을 맞을 것이다!"라고 경고한다. 그는 은퇴 전에는 생계와 성공을 위해 노력하는 '자연적 삶'을 살았다면, 은퇴 후에는 다양한 관심사를 바탕으로 자유로운 여가를 즐기는 '문화적 삶'을 살라고 말한다.

일이나 사회 활동을 하는 노인들은 활기차다. 일본의 한 조사 결과에 따르면, 퇴직 이후 별다른 일을 하지 않고 쉬는 노인의 경우 퇴직 후 전업이든 부업이든 일을 하는 동년배보다 건강이 빨리 나빠졌다. 일을 하지 않으면 외출을 하거나 사람을 만나는 기회가 급속하게 줄어든다. 이럴수록 더 사회 활동에 참여해야 한다. 자원봉사, 종교 활동, 친구 모임, 복지관 수업 등 참여할 수 있는 다양한 형태의 사회 활동을 하다 보면 심신의 건강이 좋아진다. 외출하면서 길을 걷다 보면 주변의 풍경으로부터 많은 인지 자극을 받게 되어 인지건강에 도움이 된다. 여가 활동이나 사람과 만나서 대화를 하면 자연스럽게 치매 예방 효과를 볼 수 있다.

가치 있는 100세 인생을 맞이하기 위해서 폴 투르니에가 강조한 '문화적 삶'과 이시형 박사의 '건강수명을 위한 8가지 습관'을 참고해서 각자에게 맞는 건강한 생활 방식을 찾기를 바란다.

이시형 박사의 건강수명을 위한 8가지 습관

❶ 매일 새벽 운동

❷ 소식(小食) 습관

❸ 뚜렷한 삶의 목표

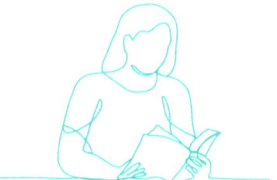

❹ 평생 현역 정신: 은퇴 후 책 집필, 강연, 유튜브 방송 등 활발한 활동

❺ 지적 쾌감 추구: 공부와 글쓰기, 문인화 등 새로운 분야에 도전

❻ 스트레스 수용력: 감정 조절과 긍정적 사고

❼ 보람 있는 삶: 타인을 위한 봉사와 나눔을 통해 삶의 의미 찾음

❽ 자연과 가까운 생활

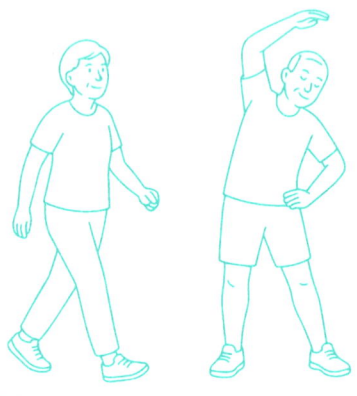

'걷기'로 다이어트와 치매 예방, 두 마리 토끼를 잡아라

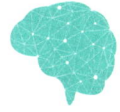

저녁을 먹고 동네 한 바퀴를 걷다 보면 강아지를 산책시키는 사람을 쉽게 만날 수 있다. 꼬리를 살랑살랑 흔들면서 귀엽게 앞장서서 걸어가는 강아지에게 저절로 눈이 가면서 내 입꼬리가 올라간다. 2022년 기준 우리나라 반려동물 양육 가구 비율은 25.4%로 602만 가구, 1,306만 명으로 추정된다는 농림축산식품부의 발표가 있다. 반려동물과 함께 생활하면 외로움과 스트레스가 감소하고, 삶의 책임감과 만족도가 향상되는 긍정적인 효과가 크다. 여기에 하나를 더 추가한다면 강아지 산책을 통해 건강한 걷기 활동을 촉진한다는 것이다.

누구나 건강하게 오래 살고 싶어 한다. 건강하게 산다는 것은 신체적으로 건강할 뿐만 아니라 정신적으로도 건강한 두뇌 활동 상태를 유지하는 것이다. 이렇게 몸과 마음을 모두 균형 있게 건강한 상태로 유지하려면 건강한 식습관을 갖는 것도 중요하지만 매일매일 즐겁게 걸어야 한다. 일본의 저명한 뇌과학자 오시마 기요시는 저서 『걸을수록 뇌가 젊어진다』에서 '걷기'를 단순한 신체 건강을 위한 운동이 아닌 창의성을 높이는 두뇌 활동이라고 과학적으로 설명하였다. 그는 "걸으면 뇌가 젊어진다. 꾸준히 걸어라!"라고 말한다. 그가 설명한 걷기와 뇌 활동의 연관성을 읽다 보면 걷기가 치매를 예방하는 가장 효과적인 예방법임을 확인할 수 있다.

'걷기'로 비만 탈출과 치매 예방

나는 2023년 봄에 10kg을 감량했다. 코로나19 팬데믹으로 사회적 거리 두기가 시작되면서 활동량이 줄었고, 남아도는 열량은 고스란히 몸속에 축적되었다. 늘 살을 빼야겠다고 생각하면서도 실천으로 이어가지 못했다. 그런데 생각지도 못한 곳에서 다이어트를 결심하는 계기를 갖게 되었다. 바로 '치매 예방 특강'이었다. 많은 분 앞에서 치매 예방을 위해 식단, 걷기 등 좋은 습관을 통해 체중을 조절하고, 고혈압, 당뇨, 고지혈증이 치매 위험을 높인다는 이야기를 열심히 강조하면서 순간, 머릿속에 짧은 깨달음이 떠올랐다. "너나 잘

하세요!" 그 장소의 누구도 그런 말을 하지 않았는데 찰나의 깨달음이 뼈아팠다.

어느새 훌쩍 늘어난 몸무게는 경도 비만이 되어 있었고, 고지혈증 약도 먹고 있으니 치매 위험이 커졌다. 입으로는 다른 사람에게 치매 예방을 하라고 강조하면서 정작 자신은 치매 예방을 소홀히 한다고 깨닫자 당장 병원 예약을 했다. 비만도 질환이라고 했다. 병이라는 생각에 고치기로 작정하면서 비만 탈출에 나섰다. 의사가 내린 처방은 의외로 단순했다. 세끼 조금 덜 먹고, 채식하며, 식단 일기를 쓰고, 운동을 꾸준히 하라는 것이었다. 좀 인상 깊었던 것은 운동 처방이다. 의사는 모든 운동을 다 그만두고 무조건 2시간 걷기를 날마다 반드시 하도록 강조했다. 그때까지만 해도 나는 걷는 것을 무척 싫어했고, 산책도 별로 즐기는 편이 아니었다. 나는 다이어트를 위해 모든 지인과 연락을 자제하고 외부 강의를 중단했다. 그리고 오직 집과 조그만 사무실을 걸어서 오가면서 『치매에서 웰라이프까지 시니어 절대상식』을 집필했다. 걷기에 대한 칼럼을 쓰기 위해서 다시 이 책을 펼쳐 보았는데, 직접 체험해서 그런지 걷기 효과의 내용이 더 마음에 와닿았다.

리스본 대학에서 진행한 연구 결과에 따르면 운동을 날마다 규칙적으로 한 사람은 치매와 인지력 손상이 40% 낮고, 혈관성 치매 위험은 60%나 낮았다. 이 외의 연구에서도 날마다 빠르게 걷기를 하면 알츠하이머병을 포함한 대부분의 치매 위험이 40% 감소한다는 결과가 있다. 그래서 신중년이라면 땀나게 운동하며 얻는 효과로 먼저 떠올릴 것이 다이어트가 아니라 치매 예방이었으면 좋겠다.

치매 예방을 위해서 당장 운동을 시작한다면 '걷기'를 추천한다. 치매 예방을 위해 '걷기'를 한다면 체육관에서 러닝머신을 걷는 것보다는 밖으로 나가서 걷는 것을 추천한다. 주변 경치의 변화가 시각 정보로 뇌를 자극하고, 다른 사람들과 대화하면서 시간도 보내면 여러 자극을 받고 기분 전환도 할 수 있어서 치매 예방 활동에 도움이 된다.

처음 6kg을 빼는 동안 2시간을 걷는 것이 무척 힘들었다. 걷기 좋은 봄날이었음에도 30분만 걸어도 금방 인내심이 바닥이 나서 버스를 잡아타고 싶은 적이 한두 번이 아니었다. 그래도 한 일주일을 하고 나니까 눈에 띄게 몸이 가벼워졌고, 걷기 활동이 익숙해져서인지 1시간도 잘 걷게 되었다. 물론 식탐을 잠재워 주는 내과약의 도움도 조금 받지만, 2개월에 걸친 2시간 걷기 활동과 식단 조절을 통해서 10kg을 감량할 수 있었다. 무엇보다도 비만을 질병으로 접근해서 가능했다고 본다. 우리는 그냥 살쪘다는 생각은 하면서 병이라고 여기지는 않는다. 병을 고치고 치매 예방을 한다는 절박한 마음으로 실천하다 보니 목표 몸무게에 달성할 수 있었다. 지금도 하루에 8천~1만 걸음 걷기를 실천하고 있다. 나는 '걷기'를 치매 예방 필살기로 앞으로도 계속 실천하려고 한다.

'걷기'와 뇌 활성화

장 자크 루소는 "나의 머리는 발과 함께 움직인다"라고 했다. 걷기가 뇌를 활성화한다는 말을 이처럼 문학적으로 표현할 수 있을까? 사람은 무의식적으로 걷는다. 알지 못하는 사이에 한 걸음 내디딜 때마다 엄청난 정보들이 다리와 뇌를 신속하게 오간다. 그리고 걷는 동안 다리와 뇌 사이에만 정보 교환이 일어나는 것이 아니다. 눈을 통해 노면의 상태가 안전한지, 주위에 위험한 것은 없는지 눈, 귀, 코 등 감각기관으로부터 끊임없이 뇌로 정보가 전달되고, 정보를 받은 뇌는 실시간으로 다리에 지시를 내리며 걷기 동작이 이뤄진다. 이렇게 한 걸음을 내딛는 동안 뇌는 끊임없이 활동한다.

오시마 기요시 박사는 "걸으면 뇌 나이가 젊어진다"고 했다. 그는 의식해서 걸으면 신체 건강과 뇌 건강을 지킬 수 있는데, 의식해서 걷는다는 것은 매일 어떻게 하면 걷는 횟수를 늘릴 수 있을까 의식하면서 걷는 것과 오감을 총동원해서 걷기 자체를 즐기는 것이라고 했다. 그리고 균형 잡힌 식단과 하루 30분 이상 걷기를 꾸준히 실천하면 적절한 몸무게를 유지하기 때문에 걷기를 즐기게 되고, 걷기 때문에 적절한 체중을 유지할 수 있게 된다며 '걷기'에 대한 예찬을 아끼지 않는다. 뇌는 쓰지 않으면 기능이 쇠퇴하고 노화가 빠르게 진행된다. 그래서 뇌를 사용하지 않는 것이 뇌를 쉬게 하는 것이 아니다. 오히려 뇌에 기분 좋은 자극을 주는 것이 뇌에 진정한 휴식을 주는 것이라고 한다.

TV 리모컨을 내려놓고 산책하자

세상만사가 귀찮고 주변에 관심이 옅어지기 시작하면 뇌 건강을 걱정해 봐야 한다. 외출도 귀찮고 아무 생각 없이 TV 리모컨을 돌리며 시간을 보내는 지루한 일상이 반복된다면 뇌의 기능이 점차 떨어진다. 그리고 삶에 대한 의욕과 열정도 옅어진다. 멋진 음악을 듣고 여행에서 멋진 경치를 보면 나도 모르게 "우아~ 멋지다"라는 소리가 나오면서 감동하는 것은 뇌에서 도파민이 나와 쾌감을 느끼기 때문이다. 감각이 무뎌서 무감동하는 것이 아니라, 도파민이 잘 분비되지 않아서 무감동한 것이다. '걷기'는 또한 도파민을 분비하는 환경을 만들어 준다.

   걷는 것이 익숙해진 뒤, 도시 곳곳에 그냥 지나쳐 가던 주변 경치에서 도심 속 보물을 발견했다. 삼성중앙역의 사거리 횡단보도 옆 꽃밭은 내가 발견한 보물 중 하나다. 그 보물을 발견했을 때 나태주 시인의 「풀꽃 1」에 나오는 '자세히 보아야 예쁘다'라는 문장이 나의 뇌를 순간 활성화했다. 그래서 나도 모르게 카메라 셔터를 눌렀다. 이제는 걸으면서 주변을 즐겁게 바라보게 되었다. 주변을 즐겁게 관찰하다 보니 걷는 게 즐거워졌다. 화창해서 걷기 좋은 날, TV 리모컨을 잠시 내려놓고 밖으로 나가 산책을 해보자. 뇌가 신나서 움직일 것이다.

뇌가 신나는 '걷기', 어떻게 하면 될까?

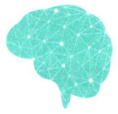

　원래 운동을 좋아하는 사람은 '걷기' 운동을 꾸준히 하는 것이 그리 어렵지 않다. 하지만 운동하지 않던 사람이 건강을 위해서 '걷기'를 시작하면 작심삼일이 되기 쉽다. 몸에 좋다는 생각에 시작은 했지만 중도에 포기하는 근본적인 이유는 '걷기'가 즐겁지 않아서다. 그저 건강을 생각해서 '걷기'에 집착하기 때문일 수 있다. 걸어야 한다는 의무감을 내려놓고 즐거운 마음으로 걸어보자. 즐겁게 걸을 수 있는 방법을 찾아내기 위해서 '걷기' 예찬론자들의 조언에 귀를 기울여보자.

　나는 하루 2시간 걷기로 다이어트 효과를 크게 보았기 때문에 지금도 주 5일은 1시간 이상 걷기를 실천하고 있다. 걸으면서 '요요현상'을 퇴치하는 모습을 상상하며 즐겁게 걷는다. 그리고 만보기를 확인하며 나 자신에게 칭찬을 해준다. 즐겁게 먹기 위해 즐겁게 걷는다. 이것이 즐거운 걷기 방법이다. 걷기를 즐기는 방법은 각자 다르다. 어떤 방법이든 자기 방식대로 즐겁게 걸으면 된다. 강아지와 산책하면서 즐겁게 걸어도 좋고, 건강해지는 자기 모습을 상상하며 즐겁게 걸어도 좋다. 마음에 맞는 사람과 함께 걸으면 정말 즐거울 것이다. 즐겁게 걷는 방법을 찾아보자.

언제 걸으면 좋을까?

뇌의 기능을 꼽으라고 하면 바로 기억, 추론, 판단 등 생각하는 기능을 먼저 떠올릴 것이다. 하지만 뇌가 사람의 의지와 상관없이 체온을 유지하거나 몸속 여러 기관의 다양한 활동을 조절하기 때문에 생명이 유지될 수 있는 것이다. 뇌는 무의식적으로 일정한 리듬을 갖고 활동한다. 태초부터 사람은 밤에 자고, 아침에 눈을 뜨고, 낮에 활동하고, 밤에 다시 잠이 든다. 이러한 리듬에 맞춰 뇌도 활동한다. 물론 현대인은 이러한 리듬을 의지로 통제하며 살아가기도 한다. 하지만 밤샘 작업을 하는 경우 다음날 몸이 너무 힘들고 머릿속도 개운하지 않다. 불면증 등 수면 장애에 시달리면 건강을 해치게 된다. 사람의 뇌는 태초부터 조상에서 전수받은 리듬에 맞춰 활동하도록 진화해 왔다. 따라서 밤에 잘 자고, 아침에 일찍 일어나고, 낮에 열심히 활동하는 것이 건강한 삶을 살아가는 기본적인 비법이다.

사람의 체온은 새벽 2~6시에 가장 낮고, 이후 점차 올라서 오후 4~6시에 가장 높아진다. 하루를 주기로 체온 조절이 일어나는 것이다. 체온이 낮을 때는 뇌의 혈류도 낮아져 뇌의 활동이 둔해진다. 수면 중에는 신경전달물질을 축적하고, 뇌 속의 노폐물을 청소하는 등 다음 날 활동을 준비한다. 그래서 아침에 일어나면 수면 중에 축적된 아세틸콜린과 도파민 등 인지와 쾌감에 관련된 신경전달물질이 방출되어 푹 자고 나면 몸이 개운하고 기분 좋게 움직이고 싶은 의욕이 솟아오른다. 아침에 일어나 몸을 움직이기 시작하면 체온이 높아지고 뇌의 혈류도 활발해져 뇌의 모든 부위가 활동을 시작한다. 체온은 가벼운 운동으로 천천히 올리는 것이 좋다. 따라서 걷기 예찬론자들은 아침에 스트레칭하고 가볍게 산책하는 것이 좋다고 말한다. 그렇다고 모든 사람에게 아침에 걷는 운동이 좋은 것은 아니다. 사람마다 몸 상태가 달라서 각자 자기 몸 상태에 맞춰서 좋은 시간을 선택하여 걷는 것이 좋다.

고혈압 환자라면 추운 날 아침 일찍 걷기 활동은 피해야 한다. 겨울철 추운 날에는 외부로 열을 발산하는 것을 막기 위해서 혈관이 수축하는데, 이때 심장이 혈액을 내보내는 힘이 더 강해져 혈압이 올라가기 때문이다. 혈압 상승은 뇌졸중이나 급성심근경색증 위험을 높여서 돌연사가 발생할 확률이 높아진다. 추운 날에는 모자와 목도리를 챙기고, 날이 좀 풀려 온도가 올라가는 시간에 걷는 것이 좋다. 불면증이나 우울증이 있는 사람은 아침에 걷는 것을 추천한다. 잠자기 전 운동을 하면 교감신경이 활성화되기 때문에 수면에 방해가 된다. 따라서 불면증 환자는 밤에 운동하면 좋지 않다. 운동하더라도 잠자리에 들기 3~4시간 전에 마치는 것을 권한다. 아침에 햇살을 받으며 걸으면 행복감을 느끼게 하는 행복 호르몬 세로토닌과 아드레날린이 분비가 잘되어 활기차게 하루를 시작할 수 있다. 건강하고 바쁜 사람이라면 아침이든 저녁이든 자기가 틈을 낼 수 있는 자투리 시간을 활용해서 걷기 활동을 하자. 이런저런 이유로 시간을 마련하기 어렵다면 출퇴근이나 이동할 때 대중교통을 이용해서 걷는 시간을 최대한 만들어 보자.

걷기, 제대로 즐기는 법

한국 사람은 옷을 참 잘 입는다. 그래서 프로 운동선수가 아니더라도 운동을 시작하면 해당 운동의 기능성 옷을 잘 차려입는 경향이 있다. 걷기를 할 때도 옷차림에 신경을 쓰면 좋은데, 유행을 따르는 멋진 옷을 입기보다 옷감, 옷 입는 방법 등 기능적인 측면을 고려하는 것이 중요하다. 걷다 보면 땀이 나기 때문에 땀을 잘 흡수하고 쉽게 마르는 흡한 속건 기능성 옷감으로 된 옷을 입는 것이 좋다. 면으로 된 옷의 경우 땀이 나면 몸에 감기기도 하고 또 땀으로 축축해서 무거워지고, 무엇보다 빠르게 마르지 않아서 체온을 빼앗기도 한다. 흡한 속건 기능성 소재의 옷이 모두 비싼 것은 아니다. 인터넷몰에서 합리적 가격의 기능성 옷이 많이 있으니 구매해서 운동할 때 입도록 하자. 여름철이야 티셔츠만 입고 걸어도 되지만, 봄과 가을철에는 두꺼운 옷 하나를 입기보다 얇은 옷과 두꺼운 겉옷을 겹쳐서 입고 걷는 것이 좋다. 그래야 겉옷을 입고 벗으면서 체온을 조절할 수 있기 때문이다. 겨울철에는 걸어도 손은 따뜻해지지 않는다. 그래서 장갑을 챙겨야 한다. 손이 춥다고 주머니에 손을 넣고 걷다가 넘어지기라도 하면 위험하다.

걷기에 가장 많은 돈을 투자해야 하는 것이 있다면 바로 '신발'이다. 처음부터 비싼 운동화를 살 필요는 없다. 신발장 속 운동화를 꺼내 신고 걷기를 시작하고, 걷기가 몸에 익숙해지면 좋은 워킹화를 구매하는 것이 좋다. 점차 걷는 거리를 늘려가다 보면 발에 부담되기 때문이다. 발에 주는 부담을 분산시키고 땀을 흡수하는 워킹화가 필요해지면 워킹화를 사서 즐거운 마음으로 걷자. 재활의학과 전문의가 추천한 '걷기 운동 효과를 높여주는 워킹화를 고르는 방법'에 따르면, 우선 뒤꿈치를 감싸는 부분이 단단하게 구성되고, 신발 앞 발볼이 잘 구부러지는 것을 고르라고 한다. 발볼이 조이면 신발 내벽과 발의 마찰이 커서 피부가 상할 수도 있기 때문에 발볼은 넉넉한 것을 고른다. 발가락 끝과 신발 끝 사이에 앞쪽은 엄지손가락 너비만큼 여유가 있도록 하자. 특히 저녁 시간에는 발이 약간 부어 있기 때문에 신발은 저녁 시간에 구매하는 것을 추천한다. 전문가의 조언을 잘 생각해서 걷기에 편한 신발을 구매하자.

스마트폰에 있는 만보기를 이용하는 것도 좋지만, 나는 걸으면 포인트가 쌓이고 포인트로 커피 쿠폰을 받는 앱을 다운로드 받아 사용하고 있다. 걷기 운동으로 무료 커피를 세 잔이나 마셨다. 공짜 커피를 마시기 위해 걷기를 시작한 것은 아니지만 걷기에 대한 보상이 있어 더 재미있고 보람을 느끼며 걷는다. 만보기는 걷기 운동을 꾸준히 하기 위한 관리 측면에서도 꼭 필요하다. 귀찮더라도 하루를 정리하며 내가 얼마나 잘 걷고 있는지 확인하고 다음 날도 걷기 운동을 실천할 것을 결심해 보자. 장거리 걷기를 할 때는 물을 챙기는 것도 잊지 말자. 사람의 몸은 70%가 수분으로 구성되어 있다. 걷다 보면 땀이 나서 수분이 배출되는데 그만큼 수분 보충이 필요하다. 걷는 동안 틈틈이 물을 마셔 수분을 보충해 주자.

창의성과 마음에 자유를 주는 '걷기'

『걷기의 세계』 저자 셰인 오마라(Shane O'Mara)는 "걷기의 매력은 머릿속 소란함을 없애는 가장 좋은 방법이다. 걷기는 문제를 해결할 수 있도록 나 자신과 조용한 대화를 하며 천천히 심사숙고할 자유를 준다"라고 걷기를 좋아하는 이유를 언급했다. 키에르케고르는 "나는 매일 걸어서 웰빙 상태에 도달하고, 걸어서 모든 질병에서 벗어난다. 가장 좋은 생각들을 향해 걸어간다"라고 말했다. 심지어 프리드리히 니체는 "걸으며 생각한 것만이 가치가 있다"라고도 했다. 이처럼 '걷기'가 우리의 일상에 활력을 주고 창의성을 깨워주고 마음의 자유를 준다는 것을 기억하자. 나는 걸으면서 많은 생각을 한다. 음악을 듣거나 주변을 돌아보는 여유도 갖는다. 마음이 답답하거나 해결이 어려운 문제가 있다면 밖으로 나가서 걸어보자. 걷다 보면 해결책을 찾을 수도 있고, 적어도 객관적으로 문제를 바라보는 마음의 여유를 찾을 수 있다. 걷기 좋은 시간을 찾아서 편안한 복장과 신발로 문을 열고 밖으로 나가서 걷자. 집에 틀어박혀 누워 있는 것보다 우리의 몸과 마음에 훨씬 좋은 영향을 줄 것이다.

나이 들수록 필요한
두뇌 최적화

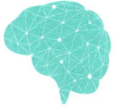

어느 비 오는 날, 우연히 김현식의 「비처럼 음악처럼」이라는 노래를 듣게 되었다. 오래된 노래라 쉽게 듣기 힘들었는데, 날씨 덕분에 오랜만에 들었다. 전주가 흐르니 바로 머릿속에 노량진 재수학원 근처 허름한 분식집이 떠올랐다. 이 노래를 들으면서 어떻게 허름한 분식집을 떠올릴까? 둘 간의 접점을 찾기 어려울 것이다. 그것은 나만의 기억 조각을 맞춘 것이기 때문이다. 어떤 음악, 음식, 장소, 향 등을 접하면 예전 경험이 이미지로 머릿속에 피어오른다. 살아간다는 것은 매 순간 경험의 연속이다. 이런 경험들은 복잡한 네트워크의 형태로 머릿속에 남게 된다. 이러한 네트워크는 여러 개의 통로를 타고 들어갈 수 있다. 순간의 경험은 여러 통로를 타고 머릿속 어딘가에 기억되고, 또 필요할 때 여러 통로를 거쳐 꺼내올 수 있다. 만져볼 수 있는 단백질 덩어리 실체가 있는 뇌 이야기가 아니라, 만질 수 없으나 정신세계에 존재하는 뇌 이야기를 해보려고 한다.

의식의 섬과 마음속 인프라

인간의 뇌는 전문기능을 담당하는 여러 인지 영역으로 구성되어 있다. 예를 들면, 브로카 영역은 말하는 기능을, 베르니케 영역은 언어를 이해하는 기능을 담당한다. 후두엽은 시각을 담당하고, 전두엽은 실행력을, 측두엽은 단기 기억과 청각을 담당한다. 이 외에도 해마, 두정엽 등 인지기능과 관련된 여러 전문 영역이 있다. 각 인지 영역이 서로 협력하여 다양한 감각기관에서 들어오는 정보들을 처리하여 사고 흐름과 감정 발생 등 정신 활동을 꾸려나간다. 이렇게 발생한 사고 흐름이나 감정이 머릿속에 저장된 중요한 경험들과 연결되어 하나의 의미를 갖는 '의식의 섬'을 형성한다. 경험이 복잡하거나 의미가 클수록 의식의 섬은 더 크고 잘 작동한다. 그 섬으로 가는 고속도로가 크게 뚫리고 여러 도로와 연결되어 있다고 상상해 보라. 그래서 인생에서 중요하거나 강렬한 경험은 더 쉽게 기억하고 생각나며 개인의 사고 흐름과 행동에 영향을 준다. '의식의 섬'은 여러 인지기능을 사용하여 아이디어, 이야기, 자아 이미지 등에 관한 생각을 떠올리게 한다.

　다시 김현식의 「비처럼 음악처럼」 이야기로 돌아가 보자. 비 오는 날 이 노래의 전주가 귀에 들려오자 전두엽의 실행 기능은 김현식의 「비처럼 음악처럼」이라는 판단을 내린다. 측두엽에는 재수생 시절에 칼국수 집에서 이 노래를 듣던 기억을 가져온다. 후두엽은 칼국수 집 창문을 두드리는 빗방울의 이미지를 제공한다. 이런 일련의 신호들이 네트워크를 연결하여 그 시절 비 오는 날 칼국수 집에 관한 생각을 재구성하여 떠오르게 한다. 주머니가 가볍고 입이 짧던 나는 비가 오면 종종 그 칼국수 집에서 카세트테이프로 이 노래를 들으면서 서럽게 칼국수를 먹었고, 꼭 재수에 성공하겠다는 의지를 불태웠다. 눈물 젖은 칼국수다. 그래서 특별하고 강한 경험으로 기억에 남는다. 나는 지금도 칼국수와 수제비가 정말 좋다.

　이렇게 의식의 섬을 만들거나 또 생각을 떠올리기 위해서는 여러 인지 영역 간 정보 소통이 필요하다. 여러 의식의 섬을 연결하는 다리와 고속도로 등 뇌 속의 인프라가 필요하다. 이렇게 인지 영역 간의 정보를 연결하는 도로가 촘촘히 있다면 어느 한 도로가 망가져도 다른 우회 도로로 정보가 연결되어 기억해 낼 수 있다. 태어나면서 신경세포(Neuron)가 생성되어 네트워크가 만들어진다. 신경세포가 생성되고 세포자멸사(Apoptosis)가 일어나면서 필요한 부분만 남기는 네트워크 가지치기가 기능하며 뇌는 더 정교해진다. 어린 시절에 만들어져 현재까지도 남아 있는 네트워크 연결 용량을 '뇌 예비능(Brain Reserve)'이라고 부른다. 그래서 어린 시절에 다양한 경험을 하고 질 좋은 교육을 받는 것이 중요하다.

그렇다면 어린 시절에 '뇌 예비능'을 충분히 만들지 못했다고 손을 놓고 있을 건가? 아니다. 이제는 생애 전체를 통해 축적되는 네트워크 연결 용량을 말하는 '인지 예비능(Cognitive Reserve)'에 관심을 가져보자. '인지 예비능'은 인생을 살면서 해온 도전, 경험, 지식 습득, 두뇌 단련 등의 정도에 따라 용량이 달라진다. '뇌 예비능'은 어린 시절 생애 초기에 결정되지만 '인지 예비능'은 살면서 노력하는 정도에 따라 인생 후반기에도 계속 확장할 수 있다.

신중년에 이르면 여러 이유로 뇌세포에 손상이 일어난다. 하지만 뇌세포의 손상이 일어났다고 모두가 인지력 감퇴로 인한 어려움을 겪지는 않는다. '뇌 예비능'과 '인지 예비능'이 서로 중복으로 연결되어 손상된 부분의 기능을 보완해 주고, 또 네트워크 연결 상태를 보호해 주기 때문이다. 네트워크가 수천 번, 수만 번 반복 연결되어 같은 기억과 아이디어에 서로 다른 경로로 접근할 수 있다. 뇌가 충분한 예비능을 갖추고 있다면 노화로 인해 뇌에 심각한 피해가 오더라도 기억에 접근할 수 있고, 의식의 섬이 사라지지 않는다. 나이가 들었으니 '뇌 예비능'에는 어찌할 도리가 없다. 이제는 나이가 들어도 뇌 건강을 유지하려면 '인지 예비능'을 키워가는 데 노력해야 한다. 어떻게 할 수 있을까? 나이가 들수록 뇌를 최적화해야 한다. 쉽게 말해서 머리를 좋게 만들어야 한다.

두뇌 최적화는
어떻게 할까?

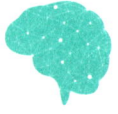

성장하는 아이들에게만 두뇌 최적화가 필요할까? 그렇지 않다. 생애 전체에 걸쳐 두뇌 최적화가 필요하다. 지금처럼 치매가 걱정되는 시대를 살고 있기에 더욱 그렇다. 어머니는 80대를 훌쩍 넘은 지금까지도 가계부를 쓰신다. 그래서일까? 돈 계산은 나보다 빠르고 정확하시다. 계산을 생활 습관처럼 해와서 계산과 관련된 뇌 신경망이 두껍게 발달한 것이다. 그래서 인지기능이 떨어지는 80대가 되어서도 계산 능력에는 큰 저하가 없어 보인다. 평소 뇌의 특정 부위를 반복적으로 사용하면 그 일을 담당하는 뇌세포 간 네트워크 연결이 강화된다. 앞선 칼럼의 비유를 빌리자면 '의식의 섬'을 연결하는 고속도로가 시원하게 넓고 촘촘히 건설된 것이다. 어머니만의 이야기는 아니다. 지난여름에 뵌 치매 어르신 이을순 여사님에 대한 의문점도 이와 비슷하게 풀린다. 건강한 어르신을 위한 두뇌 운동 워크북 『매일매일 두뇌튼튼』 시리즈를 이 여사님이 거뜬히 푸는 모습에 나는 처음에 그분이 치매 어르신인 줄 몰랐다. 나중에야 치매를 앓고 계셔서 그렇게 열심히 뇌 운동을 한다는 것을 전해 들었다. 워낙 젊은 시절부터 인지가 좋았고 책을 가까이한 분이었다.

나이 들수록 두뇌를 최적화하자

 뇌 인지 역량은 어린 시절에 만들어져서 현재까지도 남아 있는 뇌의 네트워크 용량인 '뇌 예비능'과 생애 전체를 통해 축적되는 '인지 예비능'에 의해 좌우될 수 있다. 뇌 건강의 관심이 높아지는 신중년이 되었다면, 나이가 들었으니 '뇌 예비능'에는 어찌할 도리가 없다. 이제는 뇌 건강을 위해 '인지 예비능'을 키워가는 데 주력해야 한다. 어떻게 할 수 있을까? 뇌를 최적화해야 한다. 쉽게 말해서 머리를 좋게 만들어야 한다. 뇌는 복잡한 활동을 하도록 설계되어 있다. 그렇다고 바쁘게 생활하라는 말도 아니고 복잡하게 생각하라는 의미도 아니다. 이런 경우 오히려 스트레스가 커지고 뇌 건강에 약이 아니라 독이 된다. 우뇌와 좌뇌를 함께 사용할 수 있는 복합적인 활동을 하면 더 좋다는 의미다.

2016년 미국에서 진행한 연구 결과에 따르면 반복적인 활동을 하는 직종인 배달원, 계산원, 중장비 기사보다 복잡성을 갖는 활동을 하는 직종, 예를 들면 상담교사, 사회복지사, 의사, 심리학자, 목사 등의 직업을 가진 사람들의 인지 예비능이 우수한 것으로 나타났다. 또한 건강하게 장수하는 60~70세의 슈퍼에이저(Superager)에 대한 연구 결과에서 인지력 감퇴가 없고 기억력과 주의력이 25세 청년과 같은 수준으로 조사되었다. 이들의 뇌에서는 기억, 언어, 스트레스에 대한 부위가 특별히 두꺼웠다고 한다. 이들의 뇌가 이렇게 발달한 이유는 어려운 문제와 활동에도 거침없이 도전했기 때문이다. 따라서 뇌를 단련시키려는 목적으로 하는 활동은 쉬운 것보다 도전할 만한 수준이어야 한다.

머리를 좋게 하는 활동의 예를 들어보라고 하면 스도쿠, 기억력 게임, 퍼즐 등이 어김없이 나온다. 물론 효과가 있다. 하지만 복잡한 활동이 필요한 인지 예비능을 키우는 데는 효과가 제한적이다. 단순 사고력만을 필요로 하는 게임보다는 여러 인지 영역을 자극하는 복잡한 활동이 인지 예비능을 높이는 효과가 크다. 인지 예비능을 길러주는 좋은 활동으로는 새로운 언어, 악기, 춤을 배우는 것에 도전해 보는 것이 좋다. 그리고 책 쓰기(글쓰기) 활동도 무척 좋다. 바둑, 장기, 카드 게임 등을 하면 전략을 짜고 사람들과 대화를 많이 하기 때문에 효과가 크다. 이외에도 음악 감상, 노래하기, 공예, 미술 등 만들기 활동과 대학 수업과 같은 수준 있는 강의를 듣는 것도 좋은 활동이다. 집에 어린아이가 있다면 어린아이에게 책을 읽어주고, 보드게임을 같이 하고, 이런저런 것을 가르쳐 주는 활동을 추천한다.

몇 년 전부터 어르신들 보드게임에 대한 연구를 해오고 있다. 그래서 시니어들과 함께 보드게임 규칙도 정하고 팀별 게임도 하면서 두뇌 운동을 하는 수업을 진행했고, 얼마 전 '두뇌청춘 시니어 보드게임 대회'을 간소하게 열어 강좌를 진행했다. 이 수업을 통해 참가자들은 치매 예방을 위해 두뇌 운동에 관한 동기가 크게 높아졌다고 했고, 게임을 하며 두뇌를 많이 사용한다는 느낌을 받았다고 의견을 주셨다. 꼭 수업이 아니더라도 가족과 지인들과 보드게임을 하며 소일하는 것도 좋겠다.

두뇌에 대한 흔한 오해

기억력이 떨어지기 시작하면 새로운 것을 배우는 것이 쉽지 않다. 이럴 때일수록 주변 사람들의 도움을 받아 천천히 도전하고 배워간다면 인지저하 속도를 늦출 수 있다. 나는 오랜 기간 시니어 교육을 하면서 어려워도 끊임없이 도전하여 인지기능을 유지하는 분을 많이 보았다. 나이가 들면 인지저하가 당연히 온다는 생각은 맞기도 하고 틀리기도 하다. 나이가 들어도 '인지 예비능'을 키워가며 인지력 감퇴를 겪지 않거나 천천히 진행되는 사람이 많다. 건강한 생활 습관을 통해 인지 예비능을 키워간다면 가능하다. 중년이니까 아직 인지기능에 대해 걱정 안 해도 된다고 생각할 수 있지만, 그렇지 않다. 중년에 노년을 대비해야 한다. 중년에 인지 예비능을 최대한 확장해 두면 노년이 되어 인지건강 유지에 훨씬 유리하다. 그리고 요새는 초로기치매가 중년의 삶을 위협하고 있다. 신중년의 라이프스타일이 남은 인생 후반기의 삶의 질을 결정한다. 지금 치매 예방을 위해서 두뇌 최적화를 하고자 한다면 복잡한 활동과 새로운 자극을 위한 도전을 하는 것이 좋다.

생각 습관 바꾸고
감정 다스리기

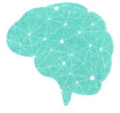

"콩 심은 데 콩 나고, 팥 심은 데 팥 난다"라는 속담이 있다. 모든 일은 행하는 원인에 따라 결과가 나타난다는 의미다. 사람은 생각대로 행동하니까 생각에 따라 다른 행동이 나온다고 할 수 있다. 사람들은 저마다 다른 사고방식으로 살아간다. 비슷하게 어려운 시간을 어떤 사람은 가볍게 지나가고, 또 어떤 사람은 지독하게 고생하며 천천히 지나간다. 사고방식이 다르니 행동 방식도 다르다. 어떤 상황에서 생각은 의식도 하기 전에 자동으로 떠오르게 되는데, 이를 '자동적 사고'라고 부른다. 생각은 긍정적일 수도 있고 부정적일 수도 있으며, 합리적이거나 비합리적일 수도 있다. 그런데 스트레스를 쉽게 받고 힘들어하는 사람들은 어떤 상황에 놓였을 때 스트레스를 불러오는 부정적인 생각을 자동으로 떠올리는 경향이 있다.

스트레스를 유발하는 '자동적 사고'

"내가 뭐 그렇지. 제대로 되는 게 없네!", "아무것도 변하지 않아!", "늘 나쁜 일만 생기지 뭐…", "내가 왜 그래야 해?" 등의 문장에서 비슷하게 종종 사용하는 문구가 있다면, 자기도 모르게 부정적인 '자동적 사고'를 하는 것이다. 시험 스트레스에 시달리는 사람은 시험 결과가 마음에 들지 않게 나오면 "완전 끝이야!", "난 공부해도 결국 안 돼!", "실패자야!" 등 부정적인 생각이 자동으로 떠오르고 걷잡을 수 없이 스트레스와 부정적 감정의 소용돌이 속으로 빨려 들어간다. 이런 부정적인 '자동화 사고'와 감정의 악순환은 점점 더 스트레스와 부정적 감정을 키운다. 그리고 이런 악순환은 '인지 오류'를 만들어 낸다. '인지 오류'라는 말은 상담이나 정신 건강 관련 일을 하는 사람에게는 익숙한 말이지만 처음 들어보는 사람이 많을 것이다. 넘겨짚기를 잘하는 사람은 '인지 오류'를 범할 확률이 매우 높다. 이들은 현실에서 일어나는 사실이나 상황을 자기 맘대로 생각하고 판단하여, 결국 현실을 제대로 자각하지 못하거나 상황과 사건의 의미를 왜곡하게 된다. 이런 '인지 오류로 인한 자동적 사고'가 습관화되면 스트레스와 우울감에 취약하게 된다. 그리고 부정적인 사람으로 인식되어 대인 관계에서도 어려움을 겪을 수 있다.

나의 인지 오류 점검하기

2016년도 한국보건사회연구원 「한국 국민의 건강 행태와 정신적 습관의 현황과 정책 대응」 보고서를 읽다 보니 한국 사람 중 91%가 인지 오류의 습관이 있다고 한다. 즉, 10명 중 9명은 습관적으로 인지 오류를 하는 것이다. 이 조사에서 인지 오류를 측정하기 위해서 다음 5가지 질문을 하고 있다. 읽으면서 자신에게 해당하는 항목이 있다면 손가락을 하나씩 꼽아보자.

☐ 임의적 추론: 어떤 일을 결정할 때 사람들이 내 의견을 묻지 않는다면, 나를 무시한다고 생각한다.

☐ 선택적 추상화: 나는 하나를 보면 전체를 알 수 있다고 생각한다.

☐ 개인화: 내가 다가가자 사람들이 하고 있던 얘기를 멈춘다면, 나에 대한 안 좋은 얘기를 하고 있다고 생각한다.

☐ 이분법적 사고: 세상의 모든 일은 옳고 그름으로 나누어진다고 생각한다.

☐ 파국화: 나는 어떤 일이 일어날 때 최악의 상황을 먼저 생각한다.

손가락을 여러 개 꼽았다면 당신은 스트레스에 취약할 수 있다. 이 연구에 따르면 선택적 추상화를 제외한 4가지가 불안과 우울이 있는 사람들에게 높게 나온다는 의미 있는 결과를 보고했다. 인지 오류는 이 외에도 여러 가지가 있다. 하나의 생각이 한 가지 인지 오류를 반영하는 것이 아니라, 여러 다양한 인지 오류가 복합적으로 나타날 수 있다.

쌓아 둔 감정, 결국 터진다

위와 같이 스트레스를 유발하는 자동적 사고와 인지 오류는 분노, 화, 억울함과 같은 부정적인 감정을 마음속에 계속 쌓아두게 만든다. 이런 감정이 제때 효과적으로 해소되지 않을 경우, 감정 쓰레기통이 꽉 차서 결국 폭발하는 상황으로 이어질 수 있다. 평소에 감정 쓰레기통을 비우지 않고 꾹꾹 눌러 담다가 감정 쓰레기통이 꽉 찼는데, 또 부정적인 감정 쓰레기가 들어오니 쓰레기통이 넘쳐서 다른 감정들과 섞여 더 크게 나타난 것이다. '나, 한번 화나면 엄청나다!'라고 말하는 사람들처럼, 참아왔던 감정이 별것 아닌 일에 느닷없이 올라와 물건을 던지거나 폭력적인 행동까지 할 수 있다. 이런 감정의 악순환이 반복되면 스트레스가 더 커질 뿐 아니라, 결국 대인 관계에도 큰 어려움을 겪는다. 따라서 분노나 화 같은 부정적인 감정은 크게 배출하기보다 그때그때 작게 풀어내어 감정 쓰레기통이 넘치지 않도록 관리하는 것이 개인의 건강이나 좋은 관계 유지에 도움이 된다.

부정적인 감정을 어떻게 처리할 것인가?

부정적인 감정을 효과적으로 처리하려면 감정을 배출하고 승화하는 각자의 비책을 갖고 있어야 한다. 우선 감정 배출이 아주 중요하다. 부정적 감정이 그대로 남아 있으면 부정적 에너지가 몸에 쌓여 몸이 감당하기 힘들어진다. 너무 참다 보면 몸이 긴장되고, 머리가 아프고, 가슴이 답답해지는 등의 몸의 변화를 경험할 수 있다. 스트레스 상황에 잠시 주먹을 쥐거나 몇 번 심호흡하며 부정적 감정 에너지를 조금씩 배출하면 부정적 감정 고개를 잘 넘어갈 수 있다. 불편감, 긴장감, 공포, 분노 등이 차오를 때 주먹 쥐기를 하면 즉각적인 효과를 볼 수 있다. 만약에 상대방에게 주먹을 쥐는 모습을 보이면 곤란해진다면 주먹 대신에 발가락에 꽉 힘을 주는 것도 효과적이다. 감정 수위는 서서히 높아지다가 어느 정점에 다다르면 내려오게 된다. 그 정점의 순간을 잘 넘기면 다른 사람이나 자기에게 부정적인 감정의 영향이 덜 미친다. 감정 고개를 잘 넘어가는 것이 중요하다. 부정적인 감정 고개를 잘 넘어왔더라도 부정적 감정이 다 해결된 것은 아니다. 감정 폭발이 일어나지 않도록 감정 조절을 그 순간 잘했을 뿐이다. 부정적 감정이 담긴 감정 쓰레기통이 넘치지 않도록 비워내야 한다. 시간이 감정 쓰레기통을 깨끗이 비워주지 않는다. 남은 부정적 감정을 밖으로 내보내야 한다. 이때 부정적인 감정과 에너지를 다른 사람에게 쏟아내면 안 된다. 부정적 감정 에너지를 바람직한 방법으로 내보내야 한다. 각자 상황에 맞는 감정 승화법을 찾아 부정적인 에너지를 효과적으로 흘려보내야 한다.

    이런 부정적인 감정은 묵혀서 한 번에 해소하는 것보다는 매번 해결하는 것이 효과적이다. 우선, 부정적인 감정이 일어나는 장면에서 퇴장하는 것이 좋은 방법이다. 그 스트레스 상황에서 벗어날 필요가 있다. 화가 올라오면 그 자리를 벗어날 것을 추천한다. 밖으로 나가 산책하며 주의력을 밖으로 돌리고 에너지를 사용하는 것이 좋다. 너무 화가 나서 폭력적인 성향이 올라올 것 같다면 신문지나 못 쓰는 종이를 마구 찢어보라. 생각보다 속이 시원해진다. 이때 상대방 앞에서 찢지 말고 사람이 없는 조용한 곳에 가서 종이에 화풀이한다. 그래도 안 풀리면 사람이 없는 곳에서 손 다치지 않도록 베개를 막 때려라. 그렇게 해서라도 마음속에 넘쳐나는 부정적인 에너지를 밖으로 쏟아내라. 그래야 감정 쓰레기통이 넘치지 않는다. 나도 아들 둘을 키우며 아이들이 없을 때 잡지책을 수도 없이 꽁꽁 꾸겨서 버렸다. 덕분에 지금도 아들들과 사이가 아주 좋다.

이런 방법 외에도 스트레스 해소를 위한 취미나 운동, 명상 등을 찾아 감정 쓰레기통을 건강하게 관리해야 한다. 감정은 묵혀서 한 번에 해소하기보다는 자주 여러 가지 방법을 사용해 비워내는 것이 효과적이다.

삶의 해독제, 꿀잠

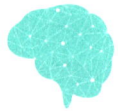

　바쁜 현대인들은 충분한 수면이 어렵다. 수면이 삶의 질에 큰 영향을 미치기 때문에 세계수면학회(World Sleep Society)는 '춘분' 직전 금요일을 '세계 수면의 날'로 정해서 수면이 건강에 얼마나 중요한지 알리고 있다. 2025년은 3월 14일이 '세계 수면의 날'이었고, 슬로건은 "수면 건강을 최우선하라(Make Sleep Health a Priority)"이다. 우리식으로 이야기하면 "꿀잠이 보약이다"라고 할 수 있겠다. 어린 시절에는 잠을 자는 것이 어려운 일이 아니었다. 그런데 나이가 들어 밤잠이 줄어서 그럴 수 있겠지만, 도시의 밤은 전등을 꺼도 캄캄하지 않고 스마트폰도 자주 만지작거리다 보니 잠을 푹 자는 게 어려운 일이 되었다.

해독주스보다 좋은 해독제, 수면

몸속 독소를 배출하기 위해서 해독주스를 만들어 마시는 사람이 많다. 살을 빼기 위한 다이어트를 목적으로 하기도 하지만, 건강을 생각해서 챙겨 마시기도 한다. 그런데 수면이 해독제로서 역할을 톡톡히 한다는 것을 잘 알지 못하는 사람이 많다. 수면은 다른 디톡스 요법보다 효과적으로 독소와 산화 부산물, 아밀로이드 등 몸에 좋지 못한 체내 성분들을 없애준다. 여기에 덤으로 나쁜 생각과 기억까지 함께 제거해주니 금상첨화다. 아마 치매 예방에 관심이 높은 사람은 아밀로이드라는 단어를 보자마자 알츠하이머병 치매를 떠올렸을 것이다. 2021년 「네이처 커뮤니케이션」에 실린 연구에 따르면, 중장년층 약 8,000명 대상으로 25년간 추적 관찰 조사를 했는데, 하루에 6시간 이하로 잠을 잔 사람들이 7시간 이상 잠을 잔 사람들보다 치매 발생 위험이 30% 정도 높게 나타났다. 건강한 수면이 치매 예방에 도움이 된다고 볼 수 있겠다. '꿀잠이 보약'이란 말이 확 와닿는다.

잠은 뇌를 위해 필요하다. 잠은 뇌가 일과를 잘 정리하고, 뇌 속의 노폐물을 청소하며, 기억과 생각을 체계적으로 통합하는 일을 한다. 잠자는 동안 뇌에서는 아밀로이드와 산화 부산물을 열심히 청소하는 해독작용을 한다. 그리고 단기 기억을 장기 기억으로 전환하고, 불필요한 기억들과 정보는 제거하고, 생각을 체계적으로 정리하는 등 기억과 사고의 통합 작용을 한다. 이처럼 수면은 뇌의 인지건강과 밀접한 관련이 있다.

브레인포그(Brain Fog)를 들어본 적 없더라도 경험해 본 적은 있을 것이다. 말 그대로 머리가 뿌옇게 안개가 낀 것처럼 집중이 안 되고 멍한 상태다. 코로나19의 후유증 중 하나라고 하니 경험한 사람이 꽤 있을 것이다. 수면이 부족하면 사고력과 집중력이 떨어지기 때문에 브레인포그를 경험하게 된다. 이런 상태를 계속 방치하면 뇌 건강에 좋지 않기 때문에 치매에 걸릴 위험이 커진다. 수면 부족이 되면 낮에는 피곤하고 밤에는 잠을 더 못 자는 악순환에 쉽게 빠진다. 수면 장애로 고통스럽다면 일시적인 상태나 별것 아닌 것으로 간과하지 말고 꼭 치료받자.

수면에 대한 오해

이렇게 중요한 수면에 대한 오해를 풀어보자.

□ **한두 시간 덜 자는 것은 괜찮다?**

✖ 다음 날 기분이 상쾌하지 않은 정도로 가볍게 생각하지만, 장기간 지속되면 인지건강에 매우 해롭다.

□ **잠잘 때 뇌는 쉰다?**

✖ 오히려 더 활동적이다.

□ **코골이는 흔한 일이니 그리 신경 쓸 필요 없다?**

✖ 코골이는 수면무호흡증의 신호일 수 있으니 수면 검사를 받아보는 것이 좋다.

□ **나이 들어 잠이 줄어드니 노인은 덜 자도 된다?**

✖ 나이에 상관없이 7~8 시간을 자는 것이 필요하다. 부득이한 경우가 아니라면 충분히 잠을 자야 한다.

□ **잠은 주말에 몰아서 자면 된다?**

✖ 주말에도 안 자는 것보다는 좋지만 그래도 규칙적으로 수면 시간을 확보하는 것이 건강에 좋다.

만성적인 수면 부족은 인지건강을 해치는 주범이다. 식생활, 운동 챙기기와 더불어 수면의 질을 높이기 위해 노력해야 한다.

감사, 용서
그리고 망각의 힘

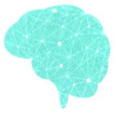

　해마다 우울감과 스트레스가 높은 사람들을 대상으로 집단상담 프로그램을 진행하고 있다. 특히 사별이나 상실 경험이 있는 참가자들은 과거 경험으로 인해 죄책감, 외로움, 낮은 자존감 등 부정적인 정서가 크다. 그래서 부정적인 정서를 긍정적인 정서로 바꾸어 주는 데 초점을 맞춰 프로그램을 진행한다. 짧게 감사일기를 쓰는 과제를 내고, 다음 수업 시간에 감사한 일에 대해 서로 나눔 활동을 한다. 하루 중에 감사할 만한 일들을 찾고, 한 줄로 적어보는 감사일기 과제는 긍정의 힘을 키우는 데 효과가 크다.

　사별과 상실 경험자를 대상으로 집단상담을 한 적이 있다. 과거에 갇힌 이들의 마음을 현재로 데리고 올 방법을 궁리하면서 오랜만에 『마틴 셀리그만의 긍정심리학』을 꺼내 펼쳐 보았다. "인간이 불행한 것은 자기가 행복하다는 것을 모르기 때문이다. 이유는 단지 그것뿐이다. 오직! 그것을 자각한 사람은 곧 행복해진다. 일순간에!"라고 도스토예프스키가 한 말이 눈에 확 들어왔다. 과거의 시간을 굳이 불행한 순간과 행복한 순간으로 나누어 정리해 본다면, 어느 한쪽의 시간으로만 채워지지 않는다. 정도의 차이는 있겠지만 삶은 불행한 순간과 행복한 순간이 늘 서로 섞여 있다. 그런데 우울감이 크거나 스트레스가 많은 사람은 불행하거나 후회하는 순간, 걱정거리 등을 유독 곱씹는 성향이 강하다. 이들은 행복한 순간보다는 불행한 순간을 더 크게 느끼고 더 오래 기억하는 경향이 있다. 과거의 부정적인 감정에 발목 잡혀 있는 것이다. 아니면 행복에 대한 기대치가 너무 높은 것일 수도 있다.

심리학자인 마틴 셀리그만은 "과거에 좋은 일을 부당하게 평가하고 제대로 음미하지 않는 것과 나쁜 일을 지나치게 강조하는 것은 마음의 평화, 안정, 만족을 해치는 주요한 두 가지 원인"이라고 했다. 과거의 부정적인 정서를 긍정적으로 바꾸는 방법으로 '감사', '용서', 그리고 '망각'을 제시한다.

'감사하는 마음'의 힘

감사하는 마음은 과거의 좋은 일을 제대로 음미하고 올바르게 평가하도록 해준다. 이를 통해 행복한 순간을 충분히 즐기고 오랜 시간 간직할 수 있게 된다. 『마틴 셀리그만의 긍정심리학』에서 인용하고 있는 심리학 교수 마이클 맥컬로(Michael McCullough)와 로버트 에먼스(Robert Emmons)가 개발한 '감사지수 검사'는 다음과 같다. 각자 한번 해보고 자신의 '감사하는 마음'이 얼마나 되는지 점검해 보자.

감사지수 검사

아래 수치를 기준으로 각 항목으로
자신이 생각과 가장 비슷한 수치를 적어 보자.

1=전혀 아니다. 2=아니다. 3=그렇지 않은 편이다. 4=보통이다
5=그런 편이다. 6=그렇다. 7=정말 그렇다.

( ) ❶ 나는 감사해야 할 것이 아주 많다.

( ) ❷ 만일 내가 고맙게 여기는 것을 모두 작성하면 아주 긴 목록이 될 것이다.

( ) ❸ 세상을 둘러볼 때, 내가 고마워할 것이 별로 없다.

( ) ❹ 나는 각계각층의 의미 있는 사람들에게 고마움을 느낀다.

( ) ❺ 나이가 들수록 내 삶의 일부가 되어온 사람, 사건, 상황들에 감사하는 마음이 커지는 것을 느낀다.

( ) ❻ 오랜 시간이 흐른 뒤에야 비로소 나는 사람이나 일에 고마움을 느낀다.

점수 계산법

1. 항목 ❶, ❷, ❹, ❺의 점수를 모두 더한다.
2. 항목 ❸과 ❻의 점수를 역산한다. 다시 말해, 만일 검사지에 7이라고 썼다면 당신의 점수는 1이 되고, 6이라고 썼다면 당신의 점수는 2가 되는 식이다.
3. 항목 ❸과 ❻을 역산한 점수를 1번의 합계와 더해야 한다. 이것이 바로 당신의 감사지수이다. 최종 점수는 6점에서 42점 사이가 돼야 한다.

출처: 『마틴 셀리그만의 긍정심리학』 117쪽

'영성과 건강(Spirituality and Health)' 웹사이트에서 성인 1,224명을 표본 집단으로 삼아 검사한 결과에 따르면 35점 이하라면 하위 25%, 36점에서 38점 사이라면 하위 50%, 39점에서 41점 사이라면 상위 25%, 42점이라면 상위 12.5%에 속한다. 즉, 감사지수가 높을수록 '감사하는 마음'을 많이 갖고 사는 사람이라고 볼 수 있다.

에먼스와 매컬로가 진행한 실험에 따르면, 실험집단에게 고마웠던 일이나 포기하지 않고 끝까지 노력했던 일, 아니면 일상에서 겪은 소소한 일들에 대해 2주간 일기를 쓰게 했다. 이 실험을 통해서 사람들은 기쁨, 행복, 생활 속에서 만족스러운 경험을 되돌아보면 감사하는 마음이 커진다는 것을 발견했다. 감사하는 마음은 생활 만족도를 높이고, 감사는 과거에 대해 좋은 기억을 더 크게 느끼고 오래 기억하게 한다. 이 실험 결과에 공감한다. 내가 진행하는 집단 상담 프로그램에서 감사일기 나눔을 할 때 참가자들이 행복한 표정을 짓는 것을 자주 목격했기 때문이다. 물론 억지로 감사일기 나눔을 하는 분들도 있다. 하지만 억지로라도 이런 긍정적인 경험을 반복하면 조금은 긍정적인 기억을 하는 시간이 늘어나지 않을까? 나는 그렇다고 생각한다. 다른 사람에게 감사하는 내용을 들으면 긍정적인 기억에 대한 힌트라도 얻을 수 있으니까.

'용서하는 마음과 망각'의 힘

'백곰 효과(White Bear Effect)'가 있다. 하버드 대학교의 심리학자 다니엘 위그너(Daniel Wegner)가 수행한 실험에서 비롯된 것으로, 특정한 생각을 하지 않으려 하면 오히려 더 그 생각을 하는 심리적 현상을 말한다. "스트레스에 취약한 사람들은 생각을 곱씹는 습관이 있다"고 설명하면서 '백곰 효과' 활동을 한다. 백곰 이미지를 한 번 보여주고, "이제부터 10초 동안 절대로 아까 그 흰색 곰을 떠올리지 말라"고 한 뒤 10초를 잰다. 10초가 지난 후 흰색 곰을 떠올린 사람은 손을 들라고 하면 모두 손을 든다. 이처럼 생각이라는 것은 억제할수록 더 생각이 난다. 특히 억울하고 화가 나는 경험에 대한 부정적인 생각은 잊으려고 할수록 더 생각의 소용돌이로 빨려 들어간다. 과거에 대한 부정적인 생각이 자꾸 떠오르면 마음의 평안을 찾기 힘들다. 머릿속은 부정적인 정서로 꽉 차고 마음은 황무지가 된다.

마틴 셀리그만은 과거의 부정적인 정서를 긍정적인 정서로 바꾸는 데 '용서와 망각'을 제시했다. 그는 "정서의 황무지에서 탈출할 수 있는 유일한 방법은 용서하고 말끔히 잊거나, 나쁜 기억을 억제함으로써 자신의 기억을 새롭게 쓰는 것이다"라고 한다. 사실 잊으려고 하면 더 생각나는 백곰 효과를 생각해 본다면, 결국 용서만이 유일한 방법이다. 용서는 상대방을 위해서 하는 것이 아니라 자신을 위해서 하는 것이다. 자신의 고통을 완화하고, 심지어 긍정적인 기억으로 전환할 수도 있어서 궁극적으로 더 큰 생활의 만족을 느낄 수 있다. 실제로 용서하는 사람은 그렇게 하지 못한 사람보다 건강하고, 특히 심장질환에도 덜 걸린다고 한다.

용서가 어려운 것은 아무리 용서했다고 하더라도 고통의 기억이 한 번씩 떠오르기 때문이다. 용서에 관한 연구를 통해 용서에 이르는 길을 5단계로 설명한 심리학자 에버렛 위딩턴 주니어(Everett L. Worthington Jr.) 박사는 용서한다는 것은 원한을 싹 지워버리는 것이 아니라, 그 기억이 떠오르면 그 기억의 끝에 꼬리말처럼 '나는 용서했다'라고 긍정적인 말을 붙이는 것이라고 한다. 용서하지 않는다고 복수를 하는 것도 아니다. 그냥 내가 고통스러울 뿐이다. 그래서 그냥 용서하고 흘려보내고 고통의 기억에서 벗어나려 노력해야 한다.

내 카톡 프로필 상태 메시지는 '작은 일에 감사하며 살자'다. 이것은 성경 구절 '범사에 감사하라'를 내 나름대로 해석해서 만든 나의 행복 주문이다. 힘든 세상을 살아가고 있다고 불평해도 찾아보면 감사할 일 하나쯤은 찾을 수 있다. 그렇게 한 개 두 개 찾다 보면 '그래도 살 만한 세상이구나' 하는 생각이 든다. 나는 용서를 잘하는 편이기보다 솔직히 망각을 잘하는 편이다. 머리가 나쁘지는 않은데 시간이 지나면 그냥 마음이 무뎌져서 그런지 잘 잊어버린다. 그러기 위해 사용하는 내 마법의 주문이 또 있다. "이 또한 지나가리오!"다. 감사와 용서의 가치로 채워가는 삶이 행복한 삶이 아닐까.

100세 시대,
'중년의 위기' 어떻게 지나갈 것인가

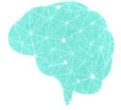

『논어 위정편』에서 마흔은 쉽게 세상일에 휘둘리지 않고 명확한 판단을 할 수 있는 나이가 되었다는 의미에서 불혹(不惑)이라 하였다. 하지만 100세 시대 마흔이라고 하면 불혹보다 정체성과 자신감이 흔들리는 '중년의 위기'를 떠올리게 된다. 교육과 사회생활을 통해 만들어진 후천적 성격이 내면의 '자기'와 불균형이 커지면서 위기감이 찾아온다. 불균형이 클수록 한번 사는 인생인데 자기가 아닌 다른 사람의 모습으로 살아온 것 같다는 아쉬움을 느낀다. 심한 우울증, 후회, 불안, 또는 활력을 되찾고 싶은 마음, 현재 생활 방식을 변화시키거나 과거의 결정이나 사건을 바꾸고 싶다는 마음이 든다. 이런 중년의 위기는 중년이 인생 전성기를 지나 인생 쇠퇴기로 접어드는 과도기라는 생각이 바탕에 깔려 있다.

100세 시대에는 이 과도기가 길어지면서 또 다른 인생을 살아볼 수 있는 서드 에이지가 생겼다. 새로운 인생 각본으로 삶을 살아볼 시간이 주어졌다. 누구나 노년기 문 앞에 서게 된다. 이때 중년의 위기 열쇠와 뉴노말(New Normal) 인생 각본 열쇠 중 어느 것으로 그 문을 열 것인가?

윌리엄 새들러는 『서드 에이지, 마흔 이후 30년』에서 '나이 듦'에 연결 짓는 부정적인 5개의 단어를 제시했다. 쇠퇴(Decline), 질병(Disease), 의존(Dependency), 우울(Depression), 노망(Decrepitude)이다. 이런 5D 단어로 신중년을 살면 노년기는 괴로운 죽음(Death)을 기다리는 시간이 될 것 같다. 중년의 위기 열쇠 속성이 이런 5D가 아닐까? 윌리엄 새들러는 길어진 수명을 더 풍요롭고 원기 왕성하게 살 수 있으며, 그런 미래 설계를 위해 마음속에 담아야 할 5개 단어를 제시했다. 갱신(Renewal), 갱생(Rebirth), 쇄신(Regeneration), 원기 회복(Revitalization), 회춘(Rejuvenation)이다. 뉴노말 인생 각본 열쇠 속성은 다섯 개 모두는 아닐지라도 최소한 한두 가지는 포함해야 할 것이다. 진짜 자기 모습으로 서드 에이지를 살아가면 막연히 죽음을 기다리기보다 삶을 알뜰하게 살다가 맞이하게 될 것 같다.

갱년기는 '두 번째 사춘기'

갱년기는 사람마다 정도의 차이는 있으나 '우울', '짜증', '피로감' 등 성호르몬 변화로 정서적 신체적 변화를 겪는다. 주로 40대 중반에서 50대 중반에 성별과 관계없이 누구나 겪는다. 그래서 갱년기를 '제2의 사춘기'라 부른다. 사춘기는 신체적 정서적 변화가 일어나는 기간이기도 하지만 아동에서 성인으로 넘어가면서 가치관과 자아정체성을 찾아가는 혼돈의 시기로서 의미가 더 크다. 그래서 사춘기에 올바른 가치관과 건강한 자아정체성을 만들어가는 것이 인생의 향방을 가른다. 마찬가지로 '제2의 사춘기'에는 중년의 위기 열쇠를 쥘 것인지 아니면 뉴노말 인생 각본 열쇠를 만들기 위한 도전의 시기로 의미를 둘 것인지 후반기 인생의 방향을 선택는 시기이다.

사춘기는 성별과 관계없이 누구나 겪으며 사람에 따라 겪는 정도의 차이가 심하다. 조용하게 넘어가는 청소년이 있는가 하면 격랑의 학창 시절을 보내는 청소년도 있다. '제2의 사춘기'도 마찬가지다. 중년의 특징 중 하나가 변화보다는 안정을 원하는 것이다. 그러니 많은 사람이 중년의 위기 관리를 잘하며 조용히 '제2의 사춘기'를 보내고 평탄하게 노년을 살아간다. 그러나 심하게 중년의 위기를 겪는 사람들은 정신 건강을 위해서 전문가 도움을 꼭 받도록 하자.

30년 황금 보너스를 위한 뉴노말 인생 각본을 쓰려는 사람들은 자아정체성을 재정립하는 과정이 필요하다. 이 과정에서 '질풍노도의 시기'를 겪는 청소년처럼 기존 삶 방식과 가치관에 도전하며 생기는 불확실성과 심적 갈등을 돌파하며 두 번째 성장을 한다. 새로운 도전이 버겁기는 해도 뉴노말 인생 각본을 쓰려고 한다면 5R의 단어 중에 어떤 단어들로 열쇠의 모양을 만들어 갈지 고민해 보자.

중년의 정체성 재확립

중년에 들어서면 후천적으로 만들어진 인격과 마음속 '자기'와 충돌이 벌어져 내적 갈등이 생긴다. 사회적 역할 수행에 지친 사람들은 "내가 누군지 모르겠네", "내가 뭘 할 수 있을까?" 등 이제까지 살아온 자신의 정체성과 삶의 방식에 자신감을 잃는다. 남을 위해서만 살아온 것 같다는 억울함과 후회가 밀려오곤 한다. 자식에 올인했던 중년 여성이 겪는 '빈둥지증후군', 은퇴한 중년 남성이 겪는 '은퇴남편증후군'이 중년의 위기로 이어질 수 있다. 정신 분석가 제임스 홀리스(James Holis)는 저서 『내가 누군지도 모른 채 마흔이 되었다(The Middle Passage: From Misery to Meaning in Midlife)』에서 이런 중년의 위기를 극복하고 마음을 치유하는 방법으로 '자기 자신이 되는 것'을 제시한다.

서드 에이지는 '생활을 위한 단계'로 자기실현을 추구하는 시기다. 그러면 '자기실현'은 도대체 어떻게 하는 것일까? 단어 자체가 어렵다. 융의 심리학에서 나오는 말이다. 자기실현은 다른 말로 '개성화'라고 한다. 진정한 자신의 개성을 찾아서 온전한 인격을 만들어 가는 것이다. 이제껏 다른 사람에게 드러나는 외적 인격(Persona)을 중시하며 살았다면, 이제는 마음속 깊은 곳에 담아 두었던 내적 인격(Self)을 아우르면서 온전한 자신의 정체성을 찾는 것이다. 중년의 정체성은 대부분 후천적인 인격이 반영된다. 성장하면서 잊힌 어린 시절 모습은 사라지는 것이 아니라 '내면아이'로 무의식에 깊이 들어가 있다. 융은 내면아이를 일깨우는 것이 자기실현의 궁극적인 성공 척도라고 말한다. 부모, 자식, 회사원 등 사회 역할에 맞게 행동하고 생각하며 살아왔다면 이제는 내면의 소리에 귀 기울이며 자기를 위한 삶을 살아가는 것이다.

낡은 개념과 가치관에서 벗어나 잊고 살아온 자신의 꿈과 열정과 호기심, 창조성을 되찾아 중년의 정체성을 재확립하자. 뉴노말 인생 각본으로 서드 에이지에 인생의 전성기를 다시 맞이해 보자.

나이 들수록
쓸 만해지는 사람들

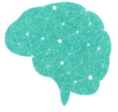

　서드 에이지 세대는 나이가 들면서 불확실한 미래와 조직에서 자기의 능력이 쓸모없어져 버림당할 것을 제일 걱정한다. 40대 중후반에 들어서면 주변에 퇴직, 사별, 이별 등 불안한 미래를 경험하는 소식을 많이 듣게 된다. 그리고 기술, 경제, 외교, 환경 등 모든 분야에서 급변하는 지구촌에 살고 있다는 것을 실감하기 때문에 과거 40대보다 더 불안하다. 나도 40대 후반에 회사 조직을 떠나서 새로운 직업을 찾아 홀로서기를 시작했다. '집 떠나면 개고생'이라는 속담을 직접 경험했다. 누가 그랬다. "명함이 있다 없으니 쓸모없다고 느껴지네." 그 말에 깊이 공감했다. 그래서 바로 셀프 명함을 만들었다. 이름 석 자, 핸드폰 번호, 내가 할 수 있는 일을 직업명으로 쭉 나열해서 들고 다녔다. 다른 사람에게 나눠주려고 만든 것은 아니다. 별거 아닌 열등감 극복과 자신에게 무엇을 위해 홀로서기 하는지 각인시키려고 그냥 만들어 지갑에 넣고 다녔다. 그래도 꽤 자신감을 주고 자기 암시에 도움이 되었다.

아이들에게 나이가 들어가는 것은 성장함으로, 중년에서 나이가 들어가는 것은 늙어감으로 연결하는 낡은 각본을 버려야 한다. 중년을 서드 에이지로 제2 성장기로 연결하는 새로운 각본으로 인생 후반기를 살아가는 사람은 나이 들수록 쓸 만해진다. 와카미야 마사코 할머니 이야기를 예로 들어보겠다. 마사코 할머니는 은퇴하고 나니 쓸모가 없어진다는 낡은 각본을 깬 멋진 분이다. 다른 사람들과 마찬가지로 60대 초반에 은퇴 후 삶의 무료함을 느꼈고, 어머니 돌봄과 수다 떨기를 모두 하고 싶다는 생각에 컴퓨터 세계에 들어간다. 거기서 더 나아가 "왜? 시니어가 할 수 있는 간단한 게임은 없을까?"라는 의문을 품고, "그렇다면 내가 만들어 버리자"라고 용감하게 결심하고 82세에 아이폰 앱을 개발했다. 그래서 2017년 애플 행사에 CEO 팀 쿡에게 초대를 받아 화제가 되었다. 이 후『나이 들수록 인생이 점점 재밌어지네요』라는 책을 출간했다. 마사코 할머니는 "인생은 역시 60세부터 재미있습니다. 그리고 점점 더 재미있어진답니다!"라고 프롤로그를 썼다. 일명 '마짱'이라고 불리는 할머니가 사시는 모습은 나이 들수록 쓸 만한 사람이 되고 싶은 서드 에이지 세대의 롤모델이라는 생각이 든다.

마짱 할머니의 젊음의 비결은 호기심이다. 은퇴 후 무료한 삶을 호기심과 창의성으로 스스로 재미있는 '일'을 만들며 삶에 생기를 불어넣고 있다. 마짱 할머니는 1935년생이니 90세가 되었다. 100세 시대를 즐겁고 젊게 살아갈 수 있다는 희망을 서드 에이지 세대에게 직접 보여주고 있다. 마짱 할머니가 은퇴를 준비하는 불안한 서드 에이지 세대에게 남긴 조언이다.

> "우선은 정년 후의 생활을 상상하면서 '재미없어 보이는 일'을 적어보세요. 그런 다음 그 재미없어 보이는 일을 피할 수 있는 아이디어를 찾는 겁니다. 아침에 눈을 떠도 갈 곳이 아무 데도 없다는 게 싫다면 갈 곳을 만들면 됩니다. 그렇게 해서 재미없어 보이는 일을 하나하나 재미있는 아이디어로 바꾸어 나가는 것이지요."
>
> 와카미야 마사코 지음, 『나이 들수록 인생이 점점 재밌어지네요』 중에서

서드 에이지 세대에게 '일'이란?

"하시는 일 뭐예요?"라고 하면 대부분 직업을 말하든지, 은퇴했다면 예전의 직업을 했었다고 대답한다. '일'이라는 개념을 직업에 한정시키기 때문이다. 세컨드 에이지 세대는 대부분 경제적인 소득을 위해 일하기 때문에 '일=직업'으로 생각하는 게 자연스럽다. 그러나 서드 에이지 세대는 대부분 은퇴했거나, 은퇴를 앞두거나, 직업의 안정성이 감소하여 다른 직장이나 직종으로 전환을 앞둔 경우이다. 인생의 후반기 삶을 살기 때문에 '일'의 개념을 넓게 생각하는 것이 제2 성장기로 살아가기 위한 새로운 인생 각본을 설계하는 데 도움이 된다.

여기서 잠깐 짚고 넘어가자. 전업주부는 직업이 아니라고 생각하는 사람들이 종종 있는데, '주부'는 '직업'이다. 아이를 양육하고 가정을 원활하게 운영하는 '주부'는 아주 중요한 직업이다. 그러나 이들도 서드 에이지에 들어서면 아이들의 양육이 대부분 끝나고, 남편 또한 집안일에 시간을 할애할 수 있게 된다. 따라서 이제는 전업주부라는 역할에서 벗어나 새로운 일을 찾아 자신만의 인생 각본을 쓰고 즐겁게 자신이 하고 싶은 일들을 하고 살아갈 수 있다.

서드 에이지 세대에게는 소득을 위한 '일' 외에도 다양한 활동을 포트폴리오로 만들어 볼 것을 제안한다. 이는 새로운 직업을 위한 자기 계발 활동, 호기심과 창의성을 발휘해 즐거움을 줄 수 있는 여가 활동, 그리고 보람과 존재감을 느끼게 해주는 봉사 활동 등 다양한 '일거리'를 포함한다. 누군가에게 평가받는 일에 얽매이기보다는, 자신이 진정으로 행복과 보람을 느끼는 일에 집중하는 것이 중요하다. 기존의 일과 자신을 위한 여가 시간의 균형을 맞추는 삶을 살아야 한다. 그래야 언젠가 현재의 '일'이 사라지더라도, 미리 만들어 둔 '일거리' 포트폴리오에서 스트레스 없이 즐겁게 할 수 있는 건강한 일을 선택하여 삶을 지속할 수 있다.

사회학자 윌리엄 새들러(William A. Sadler) 박사는 장기간 연구 결과를 통해 얻은 서드 에이지 세대를 위해 일과 여가 활동을 재정의하고 두 요소의 균형을 맞출 수 있는 몇 가지 방법을 저서『서드 에이지, 마흔 이후 30년』에 다음과 같이 제시했다.

□ 우선순위를 결정하고 당신이 무엇을 하고 싶은지 분명히 한다. 자신의 본능을 좇아라.

□ 직업과 경력을 넘어서 일의 범위를 확대하고 보수를 받는 근로뿐 아니라 재미있는 일, 집안일, 봉사활동 그리고 배움까지 일에 포함하라.

□ 당신 성격이 가진 다른 면을 계발하고 당신의 삶에 새로운 가치를 더해 줄 새로운 일에 용기를 갖고 도전하라.

□ 핵심적인 관심사와 가치를 표현할 수 있도록 당신의 일을 재구성하라.

□ 당신의 재능과 기상, 독창성과 가치를 마음껏 표현할 수 있도록 일과 여가 활동의 균형을 맞춰라.

□ 재미있는 삶을 만들어 가고, 다른 이들의 삶에 가치를 더해 주고, 진화하는 정체성을 지지할 수 있는 일과 여가 활동을 설계하라.

윌리엄 새들러는 성공적인 서드 에이지 세대를 보내기 위해서 자신 내면에 잠자는 호기심, 창조성, 하고 싶은 일들을 깨워서 정리하고 새로운 일의 형태와 여가 활동으로 제2 성장기를 누리라고 한다. 마짱 할머니의 조언을 참조해서 각자의 '일'에 대한 포트폴리오를 정리하면 좋겠다.

나는 소득을 위한 '일'과 즐거운 '여가 활동' 그리고 재능기부 '봉사활동'을 삼각형 구조로 균형 잡고 살아가려고 노력한다. 그래서 심심할 틈도 없고 스트레스도 크게 느끼지 않는다. 이는 쓸데없는 걱정 시간을 최소로 하고 살아가기 때문이다. 적게 일하니 적게 버는 것에 대해 불만이 없다. 좋아하는 '여가 생활'을 틈틈이 하니 건강에도 도움이 된다. 봉사활동은 남에게 내 시간과 노력을 제공하나 심리적인 측면에서 보면 자신에게 득이 되는 일이다. 넓은 개념의 '일'로 하루를 살아가니 나름대로 서드 에이지를 성공적으로 통과하고 있고 새로운 인생 각본을 잘 실천하고 있다. 사회과학자로서 서드 에이지를 살아가는 자신을 대상으로 사회실험을 하고 있다. 실험 결과는 75세가 되면 자서전을 통해 정리해 볼 수 있겠다.

"치매 예방 친화적 사회 만들기"를 주제로 하는 새로운 인생 각본을 손에 쥐고 서드 에이지를 지나가고 있다. 힘든 순간도 많았고 그만하고 싶다는 생각이 들었다. 그래도 조금씩 변해가는 사회 분위기와 현장에서 만나는 어르신들이 좋아하는 모습에서 보람을 느낀다.

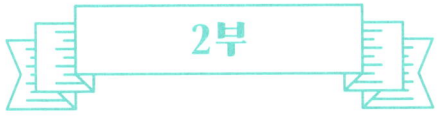

품격 있는 노년을 위한 뇌 건강 이야기

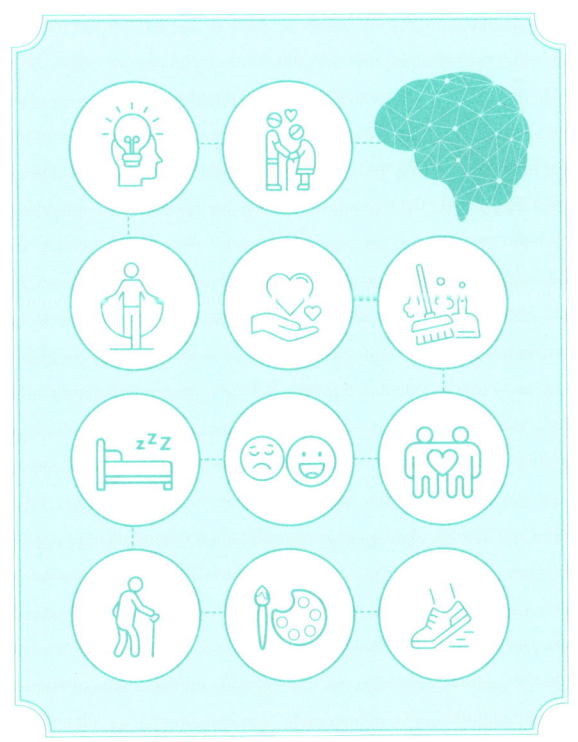

100세 시대 뇌 건강 레시피

치매를 그냥
'인지저하증'이라고 하면 안 될까?

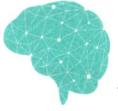

　어르신들의 인지 개선 교육을 진행하면 경도인지장애를 겪는 분을 종종 만난다. 첫 수업이 끝나면 내게 오셔서 경도인지장애를 겪고 있다고 귀띔해 주신다. 그러면서 자신이 바보가 되는 것 같다고, 그래서 수업을 못 따라가도 이해해 달라고 걱정스럽게 이야기한다. 실제로 "바보 같다", "멍청해졌다", "머리가 잘 안 돌아간다" 등 경도인지장애를 겪는 사람들은 기억을 못하거나 실수를 하면 스스로 이런 자조적 표현을 툭 내뱉는 경향이 있다. 이런 상황에서 내가 꼭 해 드리는 말이 있다. "못 하면 어때요? 함께 활동하고 재밌으면 그만이지!" 경도인지장애를 겪는 것은 바보라서 멍청해져서 그런 게 아니다. 그냥 인지저하로 인한 것일 뿐이다.

인지기능에 자신감이 있는 어르신은 실수하거나 기억력이 떨어진 것처럼 느껴질 때 "나, 치매 걸려나 봐!"라며 농담처럼 말한다. 반면에 경도인지장애이거나 주관적 인지장애를 느끼는 사람은 '치매'라는 단어를 꺼낼 때 조심스럽고 두렵다. 실제 치매를 겪는 사람이나 가족들은 굳이 치매에 걸린 사실을 드러내고 싶어 하지 않는다. 그 이면에는 치매에 대한 두려움과 수치심의 정서가 깔려 있기 때문이다. 예전에 괴팍해진 노인에게 무시하는 어조로 쓰던 노망(老妄), 망령(妄靈) 등의 단어가 치매로 바통이 넘어왔다. 치매에 대한 부정적 인식이 사회에 깊이 뿌리내리고 있다. 이제는 치매라는 단어를 모르는 사람이 거의 없다. 하지만 그 뜻을 아는 사람도 별로 없다.

치매 명칭을 바꿔보려는 노력들

치매는 의학용어로 디멘시아(Dementia)다. Dementia는 라틴어에서 유래하며 'de'(박탈, 상실), 'ment'(정신), 'ia'(상태)의 합성어다. 그래서 '정신을 상실한 상태'라는 뜻이다. 치매 증상이 정신기능이 떨어져서 자신이 조금 전에 한 일을 기억 못 하고, 기억을 잃어버리는 증상을 보이니 단어 뜻에 수긍은 간다. 그런데 치매를 한자로 쓰면 느낌이 확 달라진다. '어리석다. 미치광이'의미의 '癡'와 '어리석다, 미련하다'의미의 '呆'로 치매(癡呆)는 '어리석고 미련하다'는 의미다. 이러한 명칭의 의미는 부정적인 사회적 낙인에 영향을 준다.

한자 문화권 국가 중에 치매 명칭을 바꾼 나라가 있다. 제일 먼저 대만은 2001년에 실지증(失知症)으로, 일본은 2004년에 인지증(認知症)으로, 2010년 홍콩 그리고 2012년 중국은 뇌퇴화증(腦退化症)으로 개정했다. 그런데 한국은 아직도 치매(癡呆)라고 한다. 그렇다고 이제까지 치매 명칭을 바꾸는 데 손놓고 있던 것은 아니다. 2006년부터 명칭 개정에 노력해왔다. 2011년, 성윤환 의원이 '인지장애증(認知障碍症)'을 '치매관리법 일부개정법률안'으로 발의했으나 18대 국회 임기 만료로 폐기됐다. 2014년, 보건복지부에서 제3차 국가 치매관리종합계획(2016~2020)을 수립하기 위해 '치매 병명 개정 욕구 조사'를 실시했다. 그러나 치매의 부정적 인식이 명칭보다는 질환이 갖는 어려움이며 치료 기술의 개선 없이 인식개선 효과는 지속하지 않는다는 등 여러 이유로 명칭 변경이 보류됐다.

2017년 5월 치매 문제를 개별 가정 차원이 아닌 국가 돌봄 차원에서 해결하고자 '치매국가책임제'가 도입됐다. 그리고 사회적 분위기도 치매에 관심이 높아졌다. 2017년 7월 권미혁 의원은 '인지장애증'으로 치매 명칭을 변경하는 개정법률안을 발의했다. 그리고 같은 해 9월 김성원 의원은 '인지저하증'으로 변경해 치매 환자와 가족이 겪는 고통을 줄이고 질병에 대한 인식을 개선하고자 개정법률안을 발의했다. 하지만 모두 2년 이상 계류되다가 아쉽게도 국회 본회의에 상정되지 못했다. 그래도 정치권에서 치매 명칭 변경에 관심을 두기 시작한 것만으로 큰 발전이라고 생각한다. 2021년 보건복지부는 만 19세 이상 일반 국민 1,200명(치매 환자 가족 319명 포함)을 대상으로 「치매 용어에 대한 대국민 인식 조사」를 발표했다. 국민 43.8%가 치매라는 용어에 거부감을 든다고 응답했다. 2014년도 38.6%에 비해 그 수치가 높아졌다. 이것은 치매에 대한 대중적 관심이 높아졌음을 보여준다.

(단위: %)

구분	사례수	매우 거부감이 든다	약간 거부감이 든다	특별한 느낌이 들지 않는다	별로 거부감이 들지 않는다	전혀 거부감이 들지 않는다	모름/무응답
2021년	1,200명	20.6	23.2	20.5	22.8	10.7	2.2
		43.8			33.5		
2014년	1,000명	14.1	25.5	24.2	25.1	10.5	0.6
		39.6			35.6		

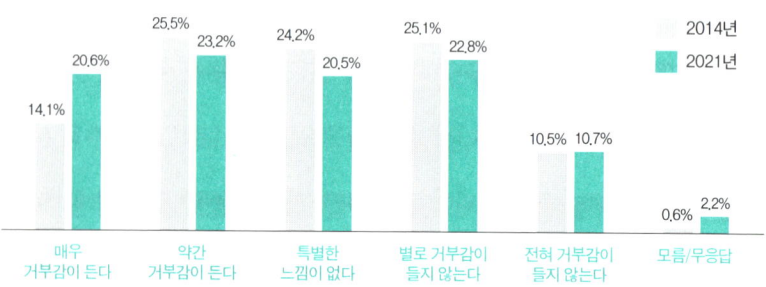

「치매 용어에 대한 대국민 인식 조사」 2021년 보건복지부

(단위: %)

구분	사례수	'치매'라는 용어를 반드시 유지해야 한다	'치매'라는 용어를 유지하는 것이 좋을 것 같다	'치매'라는 용어를 그대로 유지하든지 바꾸든지 무방하다	'치매'라는 용어를 바꾸는 것이 좋을 것 같다	'치매'라는 용어를 반드시 바꾸어야 한다	모름/무응답
2021년	1,200명	5.2	22.6	45.0	16.5	5.0	5.8
		27.7			21.5		
2014년	1,000명	3.8	19.0	52.3	19.2	3.1	2.6
		22.8			22.3		

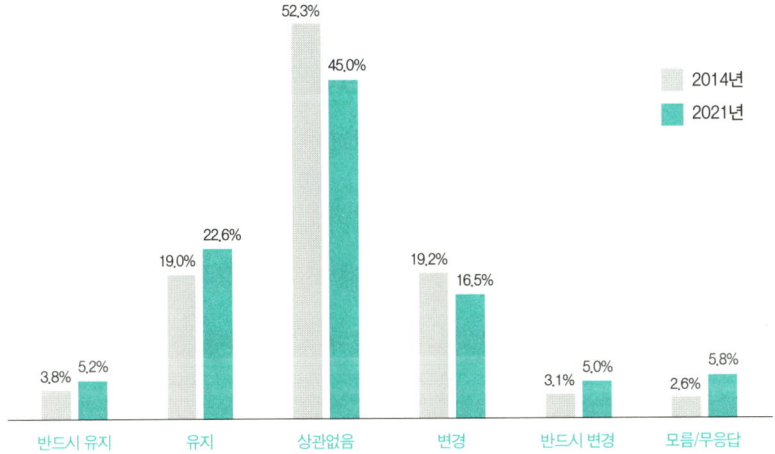

「치매 용어에 대한 대국민 인식 조사」 2021년 보건복지부

치매에 대한 거부감은 높아졌으나 치매 용어 변경에 대한 관심은 오히려 줄었다. 용어 변경에 대해서 '그대로 유지하든지 바꾸든지 무방하다'는 응답이 45%로 가장 많았다. 이는 2014년 52.3%에 비해 줄어든 수치다. 여기서 함께 살펴봐야 할 점이 유지해야 한다는 의견이 27.7%로 2014년 22.8%보다 높아졌다는 것이다.

(단위: %)

구분	사례수	현재사용하는 용어가 대중에게 이미 알려져 있기 때문에	용어를 바꾸면 혼란을 초래할 수 있기 때문에	현재 사용하는 용어가 익숙하기 때문에	용어를 바꿔도 질환 치료가 달라지지 않을 것 같아서	질환면 변경으로 별다른 변화를 기대하지 않기 때문에	기타 (모름/ 무응답 등)
2021년	333명	28.5	22.2	21.6	17.2	7.2	3.2
2014년	228명	27.6	19.3	14.5	17.1	20.2	1.3

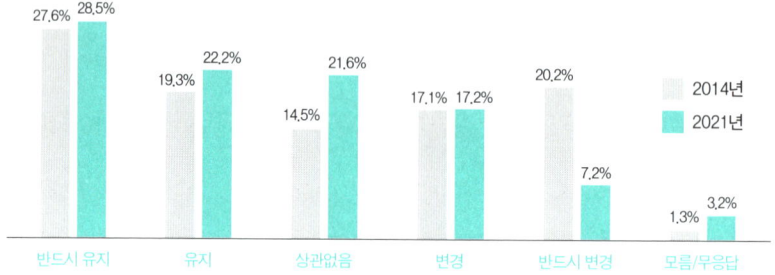

「치매 용어에 대한 대국민 인식 조사」 2021년 보건복지부

'치매' 용어를 유지해야 하는 이유로는 '현재 사용하는 용어가 대중에게 이미 알려져 있기 때문에'라는 응답이 28.5%로 가장 높았으며, 이는 2014년도 27.6%보다 다소 오른 수치다. '용어를 바꾸면 혼란을 초래할 수 있기 때문에'는 22.2%인데 이 역시 2014년에 19.3%보다 약간 올랐다. 무엇보다도 눈여겨봐야 할 것은 '현재 사용하는 용어가 익숙하기 때문에'가 21.6%인데 2014년의 14.5%보다 크게 수치가 뛴 것이다.

2021년의 조사 결과만 봤을 때는 각 문항에 대한 답변 비율이 2014년 처음 조사 결과와 별반 다르지 않다. 하지만 그 이면을 봐야 한다. 2021년과 2024년 수치의 변화를 비교해 보면 시간이 지날수록 치매 명칭에 대한 변경이 어려워질 수 있겠다는 생각이 든다. 치매에 대한 관심이 높아질수록 치매가 대중에게 더 많이 알려지고 더 익숙해진다. 그러면 굳이 명칭을 변경해서 혼란을 줄 필요가 없다는 의견이 힘을 받을 것이고, 또한 명칭 변경을 위해 사용해야 하는 비용에 관한 부담감은 커질 것이다. 2025년 초고령화사회에 진입한다. 그만큼 노인성질환인 치매 환자는 급증한다. 그에 관련된 가족들도 폭증할 것이다. 치매 명칭을 바꾸기 쉬운 시간이 얼마 남지 않았다.

2022년 한준호 의원이, 2023년에는 김주영 의원이 치매 명칭 변경을 골자로 한 치매관리법 일부개정법률안을 발의했다. 물론 2024년 치매 명칭은 그대로 사용한다. 다행이라고 해야 할지는 모르겠으나 행정용어에서는 치매를 대체하는 용어를 쓰도록 노력하겠다고 했다. 얼마나 효과가 있을지 모르겠다. 현대 정신의학의 도구적 진단체계인 DSM-IV에서 치매로 지칭되던 진단이 DSM-5에서는 신경인지장애로 바뀌었다. 그래도 치매로 진단한다. 열 번 찍어 안 넘어가는 나무가 없다고 했는데 열 번을 발의해야 치매 명칭이 개정될까?

    2021년 조사 결과에 따르면 '치매'라는 용어를 변경한다면 가장 적절한 대체용어로는 '인지저하증'이 31.3%로 가장 높았으며, '기억장애증(21.0%)', '인지장애증(14.2%)' 등의 순으로 나타났다. 내 생각에도 '인지저하증'이 가장 낫다고 본다. 드라마 「대장금」에서 정상궁 질문에 장금이는 "홍시 맛이 났는데, 어찌 홍시라 생각했느냐 하시면 그냥… 홍시 맛이 나서 홍시라 생각한 것이 온대" 라고 답한다. 인지저하로 여러 가지 증상을 보이니 '인지저하증'이 적절하다는 생각이 든다. 꼭 필요한 경우가 아니면 '치매'라는 용어 사용은 자제하려고 한다. '인지저하'라는 말을 더 많이 사용하려고 노력하겠다. 작은 조약돌을 호수에 던져도 물결은 일어난다. 교육 현장에서부터 변화의 물결을 일으켜 보고 싶다.

집 청소도 중요하고
뇌 청소도 중요하다

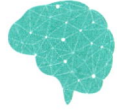

　　세면대가 막혀서 이런저런 방법을 총동원해 막힌 관을 뚫어보려고 했다. 결국 아주 강력한 세정제를 한 통 붓고 나서야 세면대 물이 시원하게 내려갔다. 고생하면서 내내 드는 생각이 "진작 정기적으로 청소 좀 잘할걸" 후회막심이었다. 뇌라고 사정이 다르지 않다. 뇌에 노폐물이 쌓였는데 주기적으로 잘 청소하지 않으면 파킨슨이나 치매 등 퇴행성 뇌 질환 문제가 일어날 수 있다. 우리 집 세면대가 갑자기 막힌 게 아니다. 언제부터인가 물이 시원하게 내려가지 않더니만 결국 사달이 난 것이다. 뇌 속 노폐물도 청소를 주기적으로 할 수 있다면 뇌 건강에 큰 도움이 될 것이다.

　　2024년 연초부터 시니어들에게 기분 좋은 소식이 들려왔다. 고규영 IBS 혈관연구단 연구팀의 "뇌 속 노폐물 청소하는 뇌척수액 배출 허브(Hub) 찾았다"는 연구 결과 발표로 "치매 해결할 실마리 림프관에서 찾았다" 는 내용이 여러 뉴스의 헤드라인을 장식했다. 연구팀은 코 뒤쪽에 거미줄처럼 얽힌 림프관이 뇌 속의 노폐물을 배출하는 주요 통로임을 알아냈다. 연구팀은 뇌의 노폐물이 이 림프관에 모인 뒤, 목 림프관과 목 림프절로 이어지는 경로를 따라서 배출된다고 밝혔다. 목 림프관을 수축·이완시켜 뇌척수액 배출을 외부에서 늘릴 수 있다는 것을 확인했다. 고규영 단장은 "이번 연구로 뇌 속 노폐물을 청소하는 비인두 림프관망 기능과 역할을 규명하고 뇌척수액 배출을 외부에서 조절하는 새로운 방법을 제시했다"며, "치매를 포함한 신경 퇴행성 질환 연구에 새 이정표가 될 것으로 기대한다"라고 말했다. 비인두는 코로나 검사를 할 때 면봉으로 검체를 채취하면 딱 아픈 그 부분이다. 이번 연구 결과는 「네이처(Nature)」 온라인판에 게재됐다.

뇌 청소를 자주 해서 퇴행성 뇌 질환을 예방하거나 악화하는 것을 지연시킬 수 있는 새로운 방법을 제시하고 있어 시니어들에게는 무척 가슴 설레는 연구 결과다. 꼭 그렇게 되면 좋겠다. 이 소식을 시작으로 더 많은 치매 해결에 도움이 되는 연구 결과가 쏟아져 나오길 빌어본다.

림프가 순환해야 내 몸이 산다!

'비인두 림프관이 노폐물 배출 허브'라는 말에 문득 림프 케어로 몸속 노폐물을 잘 배출하는 건강법에 대해 읽은 기억이 떠올랐다. 그래서 오래전에 읽었던 림프 케어 건강법을 알려주는 사토 세이지 박사의 『진짜 건강하려면 운동하지 마라』를 다시 꺼내 읽었다. 운동을 별로 좋아하지 않기 때문에 책 제목에 끌려서 덥석 집은 책이지만, 건강을 위해서 '림프 케어' 하는 계기가 된 고마운 책이다. 의학 지식이 짧은 나는 몸속에 혈액 순환만이 중요하다고 생각했는데, 림프가 잘 순환해야 내 몸이 개운하고 가볍게 보낼 수 있다는 것을 알게 되었다. 하는 방법도 쉬워서 누구나 할 수 있다. 그게 큰 장점이다.

학창 시절에 생물 과목을 별로 좋아하지 않은 사람은 림프, 림프관, 림프절 등 이런 용어가 생소할 것이다. 그래서 림프 케어법을 알아보기 전에 림프에 대해 먼저 짚어보겠다. 사람 몸의 60~70%가 수분이다. 몸무게가 60kg이라면 약 36kg에서 42kg 정도가 수분이다. 이 수분 중에서 약 3분의 1은 체액(혈액, 림프 등)이다. 이 체액 중에서 25%가 혈액이고 나머지 75%는 림프이다. 림프는 혈관에서 새어 나온 액체이기 때문에 비중이 클 수밖에 없다. 혈액이 이동하는 혈관과 림프관은 별개의 체액 이동 경로이다. 림프는 모세혈관에서 새어 나온 액체이기 때문에 혈액이 아주 중요한 존재다. 혈액과 림프가 하는 일은 산소와 영양분을 운반하여 공급하고 이산화탄소와 노폐물을 회수한다. 그리고 면역을 담당하는 백혈구를 운반하여 세균과 바이러스를 퇴치할 수 있도록 한다. 그래서 원활한 혈액과 림프 순환이 건강을 위해 중요하다.

림프를 순환시키는 림프관들이 거미줄처럼 온몸에 퍼져 있다. 림프는 이런 림프관을 흐르는 '관내 림프'와 세포 사이를 흐르는 '사이질 림프'로 두 종류가 있다. 그래서 몸속 구석구석 영양분과 산소를 세포에 공급하고 노폐물을 수거해 온다. 림프절은 세균 같은 이물질을 여과하는 필터 역할을 한다. 그렇다면 혈액과 림프가 몸속을 돌아다니며 어떤 일들이 일어나는지 살펴보자.

심장에서 신선한 산소를 갖고 나온 혈액이 동맥을 타고 흘러가는데, 적혈구만 그대로 혈관으로 지나가고, 적혈구가 없는 액체는 모세혈관에서 새어 나온 림프로 세포에 신선한 영양소와 산소를 전달해 준다. 적혈구가 없어서 림프 색은 빨갛지 않다. 세포는 림프에서 영양분과 산소를 공급받아서 에너지로 변환하고 세포를 합성한다. 이때 생겨나는 노폐물을 림프가 흡수해서 림프관으로 운반한다. 노폐물은 림프절의 필터에서 여과된다. 일을 다한 림프는 림프관을 통해 정맥으로 들어가서 심장으로 돌아간다. 림프관을 지나가지 않는 림프는 이산화탄소와 함께 정맥의 모세혈관에 직접 흡수되어 심장으로 돌아간다. 이렇게 순환 과정을 쭉 살펴보니 림프는 꼭 우리에게 생필품을 전달해 주는 배달부이자 노폐물을 처리해 주는 고마운 청소부다. 이들이 없다면 우리 삶이 얼마나 불편하고 생활이 마비되는가? 마찬가지로 림프가 잘 순환해야 건강한 생활을 할 수 있겠다. 그래서 림프를 자연스럽게 흐르는 몸을 만드는 일이 중요하다.

쉽게 하는 림프 케어

혈액은 심장이 수축·이완하여 순환시키지만, 림프를 순환시키는 것은 근육의 펌프 작용이다. 림프관 주위에서 근육이 수축할 때 림프를 배출하고 팽창할 때 림프를 흡수하는 것을 반복함으로써 펌프 운동을 하여 림프의 흐름을 만들어 내는 것이다. 근육이 유연하고 부드러운 경우에는 림프의 흡수와 배출이 잘되어 자연스러운 림프의 흐름을 만들어 내지만, 딱딱한 근육은 이 과정이 원활하지 못하다. 사토 박사는 이 과정을 물수건에 비유해서 쉽게 설명했다. 젖은 물수건을 힘껏 비틀면 안에서 물이 강하게 나온다. 그리고 비튼 상태에서 물에 담그면 물이 들어올 틈새가 없어서 물을 흡수하지 못한다. 잡아당겨도 소용없다. 이때는 물수건을 비틀던 손을 풀어 느슨하게 잡은 뒤 물에 담그면 물이 들어올 틈새가 생겨서 스펀지처럼 물을 쑥 흡수한다. 그래서 사토 박사는 근육을 유연한 상태로 만들어 펌프 운동이 잘 일어나도록 하라며 근육을 느슨하게 만드는 8가지 조건을 다음과 같이 제시했다.

❶ **가볍게 만진다** 아주 약한 힘으로 몸을 만짐으로써 뇌에 신호를 보내면 뇌가 약한 전기 신호를 근육에 보내어 근육이 느슨해진다.

❷ **흔든다** 딱딱해진 근육을 끝에서부터 살짝 흔들어 움직인다.

❸ **힘을 넣어서 힘을 뺀다** 일단 힘을 넣고 그 반동을 이용해 힘을 빼는 방법을 사용한다.

❹ **숨을 내쉰다** 숨을 천천히 내쉬면 부교감 신경이 우위에 서기 때문에 온몸의 힘이 빠진다.

❺ **균형을 잡는다** 몸의 이상이나 통증의 원인은 근육 등의 균형이 무너진 것이다.

❻ **동기 동조**(어떤 구조 하나를 흔들면 이웃한 구조도 함께 흔들리기 시작)**를 이용한다** 주변의 근육을 느슨하게 하면 목표로 삼은 근육을 느슨하게 할 수 있다.

❼ **부드러운 말을 사용한다** "말랑말랑", "흐늘흐늘"같은 말을 하면 근육도 느슨해진다.

❽ **주무르지 않는다. 누르지 않는다. 잡아당기지 않는다**
주무르고, 누르고, 잡아당기면 근육은 느슨해지지 않는다. 여기서 림프 마사지와 림프 관리의 차이가 있다.

사토 박사는 림프 마사지에 대해 림프 순환을 생각한다면 좋은 방법이 아니라고 설명한다. 림프 마사지는 림프관이나 림프절에 정체된 림프를 억지로 흐르게 하는 것이다. 림프 마사지를 하면 일시적으로 개운하게 느껴지고 몸의 부기가 빠지는 듯하다. 위의 1번 조건을 생각한다면 강한 압력을 가하는 것으로 혈관에서 림프가 새어 나오지는 않게 된다. 그리고 근육도 딱딱해지기 때문에 림프가 순환하지 않으므로 얼마 안 있어 다시 림프관이 막힌다. 위에 제시한 8가지 조건 등을 고려해서 '사토식 림프 케어'를 고안하였다. '사토식 림프 케어'에 일본인들은 열광했다. 운동을 하지 않고도 쉽고 편안하게 건강을 지킬 수 있다면 마다할 사람이 있겠는가? 물론 운동을 좋아하는 사람은 운동을 열심히 하고 근육을 이완시키는 마무리 활동을 하면 된다. 하지만 나처럼 근육 트레이닝이 힘들고 괴롭다면 마음고생 몸고생 다 하는 것이다. 나는 걷기와 간단한 체조로 건강관리를 해왔다. 이제는 다시 한번 '사토식 림프 케어'를 잠자기 전에 실천해 보겠다. '사토식 림프 케어'의 기본 체조로는 '귓불 돌리기', '한 손 만세 체조', 그리고 '옆으로 누워 다리 돌리기'가 있다. 이 3가지 동영상은 유튜브에서 만나볼 수 있다.

2015년 버지니아 대학교 의과대학 신경과학자 조나단 키프니스 (Jonathan Kipnis) 교수가 뇌를 연결하는 노화된 림프관과 면역시스템

이 알츠하이머병과 노화로 인한 인지저하를 일으키는 데 중요한 역할을 한다는 연구 결과를 네이처에 발표하였다. 뇌 림프계 기능을 높이면 알츠하이머병 예방에 도움이 된다고 하니 림프 케어를 해보는 것은 좋은 습관이다. 시간이 나고 생각이 날 때마다 해보자. 특히 숙면이 뇌 청소에는 아주 좋다는 것은 충분히 알려져 있으니 숙면하기 위해 건강한 생활 방식을 실천하는 것도 꼭 기억하자.

경도인지장애는
'철학적 죽음'의 옐로카드

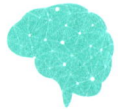

　가족이 한자리에 모이는 명절에는 부모님과 함께 오랜 시간 얼굴을 보며 이야기를 나눌 수 있다. 친목의 시간이기도 하지만 부모님 인지건강을 살펴볼 수 있는 좋은 기회다. 나이가 든 부모님이 계시면 말하는 모습과 행동을 세심히 살펴보자. 부모님의 인지저하가 느껴진다면 나이 탓이라고 하지 말고, 가까운 치매안심센터나 보건소에서 무료 치매 검진을 받도록 설득해 모시고 가야 한다. 하루라도 일찍 경도인지장애를 발견한다면 '철학적 죽음'을 피하거나 늦출 수 있다.

'철학적 죽음'을 경고하는 경도인지장애

　셸리 케이건 박사의 저서 『죽음이란 무엇인가』를 읽어 보면 여러 관점에서 죽음에 대한 정의를 생각하게 된다. 이 책에서는 육체적 관점과 인격적 관점에서 죽음의 의미를 설명한다. 일반적으로 사람들은 태어나서 일정 기간은 ⓐ단계처럼 고차원 인지기능이 일어나지 않고 신체적 기능만 작동하는 시기를 산다. 그리고 성장하여 인지기능과 신체기능을 수행하는 ⓑ단계를 살아간다. *시점부터 인지기능과 신체기능이 작동하지 않는 시체 상태가 되는 ⓒ단계에 이른다. 인격적 관점에서 본다면 ⓒ단계에서는 자신의 기억, 신념, 욕망, 목표 등 인격적 정체성을 상실하게 된다. 그리고 신체기능도 중단된다. 즉, 죽음 단계에 이른다. 일반적으로 육체적 죽음과 인격적 죽음이 같은 시점에서 일어난다.

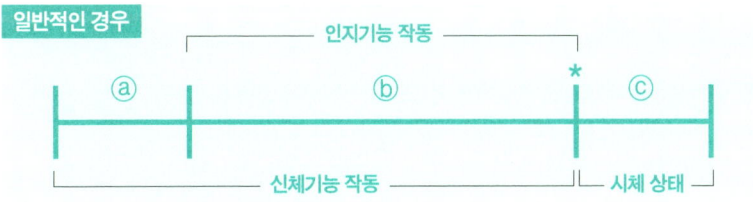

육체적 관점과 인격적 관점에서 일반적인 죽음 / 셸리 케이건 박사 『죽음이란 무엇인가』

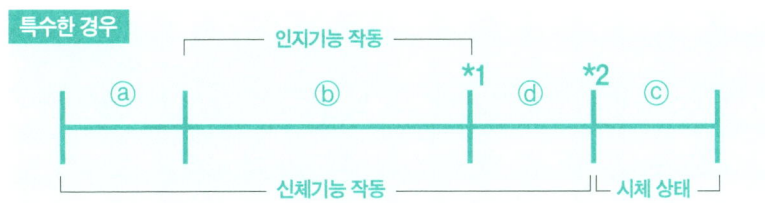

육체적 관점과 인격적 관점에서 일반적인 죽음 / 셸리 케이건 박사 『죽음이란 무엇인가』

그러나 육체적 죽음과 인격적 죽음의 시점이 일치하지 않는 특수한 경우가 발생한다. 교통사고로 코마(Coma) 상태가 되는 경우를 예로 들어보자. 의식불명으로 병원에 실려와 의식이 깨어나지 못한 채 일정 시간을 머물다 죽는다. 이런 죽음의 경우 일정 기간 고차원적인 인지기능이 완전히 마비되지만, 신체기능이 작동하는 ⓓ단계를 겪는다. 의식불명이 되어 *1 시점부터 인격적 죽음을 맞이하고 *2 시점에 이르러 육체적 죽음을 겪는다. 이런 경우 인격적 죽음과 육체적 죽음이 시점이 다르다.

이런 특수한 경우의 다른 예로 치매를 생각해 보자. 인지저하는 학습, 기억, 사고, 문제해결 및 일상 기능과 관련된 고차원의 인지 능력이 떨어지는 것이다. 심각한 인지저하로 인해 일상생활이 불편해지는 상태에 이르면 치매 진단을 받아야 한다. 코마 상태는 한순간 인지기능이 작동하지 않지만, 치매의 경우는 이미 발병하기 7년에서 10년 정도 전에 머릿속에서 치매 씨앗이 심어져 자신도 모르는 사이에 점점 인지저하가 일어난다. 깜박깜박 인지기능 경고등이 울려도 나이 탓하는 경우가 많다. 그래서 머릿속에 치매 증상을 만들어 내는 수많은 잡초가 자라나고 있지만 알아차리기 어렵다. 그러니 치매 진단을 받는 순간, 이미 치매는 상당히 진행된 상태라고 할 수 있다.

치매 치료를 받지 않고 관리를 잘 하지 않으면 급속히 나빠진다. 중기 단계에 이르면 급격하게 인지기능 저하가 온다. 그리고 말기 단계로 빠르게 넘어간다. 말기 단계는 셸리 케이건 박사가 제시한 특별한 경우의 ⓓ단계와 유사한 상태가 된다. 말기 단계에 이르면 가족도 못 알아보고 거울에 비친 자신도 못 알아보게 된다. 의사소통도 어렵고, 음식을 삼키는 방법이나 대소변을 가리는 기본 행위도 잊어버리고 거의 누워서 지내는 상태가 된다. 하나부터 열까지 모두 다른 사람 도움 없이는 혼자서 지낼 수 없다. 거대한 신생아가 되는 것이다. 다시 말해서 인생을 통해 만들어 온 자아정체성, 가치관, 세계관이 허물어진다. 그래서 나는 치매를 인격적 죽음이라기보다 '철학적 죽음'이라 생각한다.

치매를 예방하고 조기 발견해서 빨리 치료를 시작하면 치매의 진행 속도를 늦출 수 있다. 즉, *1 시점을 한참 뒤로 미룰 수 있고 ⓓ단계를 짧게 보낼 수 있다. 즉, 치매 말기 상태로 요양병원에서 오랜 시간을 보내는 것을 막아볼 수 있다. 사실, 치매가 두려운 것은 치매 말기에 병상에 누워서 자식에게 부담을 주고, 자기 자신이 어떤 행동을 하는지도 알지 못하는 상태로 오랜 기간 지내는 것이 고통스럽기 때문이다. 2022년 보건복지부 통계 자료에 의하면 이미 2021년에 80세 이상의 치매 유병률은 거의 60%였다. 이 수치의 의미는

80세 이상 노인 둘이 만나면 둘 중 한 분은 치매일 수 있다는 것이다. 그래서 경도인지장애가 있는 어르신을 빨리 발견하고 두뇌 건강을 위한 생활 습관 실천과 활동을 하시도록 지원하는 것이 중요하다. 그래야 '철학적 죽음'을 피하거나 지연시킬 수 있다.

부모님 모시고 보건소에 가서 인지기능검사를!

많은 사람이 경도인지장애를 치매라고 오해한다. 그래서 인지기능검사를 받는 것이 두렵고 꺼려진다. 경도인지장애는 치매가 아니라 치매에 걸릴 수 있으니 두뇌 건강에 신경을 써야 한다는 옐로카드를 받은 것이다. 경도인지장애를 받은 분들은 치매가 되기 전에 발견해서 예방할 시간을 얻은 것이라고 오히려 기뻐할 일이다. 실제로 치매가 한참 진행되어 검사받으러 가는 분들이 많았고 그분들은 치매가 빠르게 악화되기 때문에 시니어 교육 현장에서 그렇게 위로해 드린다.

만 60세 이상 어르신이면 누구나 보건소 치매안심센터에서 무료 치매선별검사를 받아보시라고 강력하게 권한다. 그리고 경도인지장애를 받았다면 아직 치매가 아니니까 두뇌 건강 관리 잘하시고, 치매로 진단받으면 얼른 치료를 받아서 치매 진행 속도를 늦춰 오랫동안 가족들과 즐겁게 사시라고 한다. 그리고 아무런 문제가 없다고 나오면 얼마나 마음이 편하겠냐고 이야기한다. 시니어 교육 현장에 나설 때마다 이런 이야기를 빼놓지 않고 하는 이유는 고령 부모나 조부모의 건강을 걱정하는 사람들이 치매선별검사를 받도록 설득하는 게 어렵고, 치매 진단을 받았거나 인지저하가 눈에 띄는데도 주간보호센터에 안 가려고 하고 집에만 있으려고 하여 고민이라는 하소연을 많이 듣기 때문이다. 그만큼 어르신들은 치매가 무섭다. 그래서 검사받는 게 두렵다.

　치매 예방 특강을 할 때마다 치매 지식을 알리는 것보다 치매 검사에 대한 거부감이나 두려움을 완화하는 데 더 노력한다. 복지관, 노인 교실, 문화센터, 종교기관, 자원봉사센터 등에 자주 나가서 사람들 만나고 재미있게 활동하시는 게 인지건강을 지키는 데 아주 좋다고 사회 활동 참여를 적극 독려한다. 인지가 좋을 때부터 시니어 또래 문화에 참여하고 활동해야 인지저하가 심해졌을 때도 또래 도움을 받아 가며 사회 활동에 참여할 수 있다. 실제로 경도인지장애를 겪는 어르신들을 주변 어르신들이 챙겨주는 모습을 자주 보았다. 복지관과 데이케어센터는 같은 건물에 있는 경우가 많다. 그래서 나중에 데이케어센터에 도움이 필요한 시기가 왔을 때 거부감을 덜 느끼고 가실 수 있다. 자식들이 설득하기가 쉽다. 그러니 건강한 고령 부모님을 모시고 있다면 복지관 프로그램 참여하시도록 먼저 권하시라. 그리고 다음의 심각한 인지저하를 의심해 볼 수 있는 경고 증상이 있는지 잘 살펴보자.

❶ 일상생활에 지장을 초래할 정도로 최근 일에 대한 기억력 상실 있음
❷ 언어 사용이 어려움
❸ 시간과 장소를 혼동함
❹ 판단력이 저하되어 그릇된 판단을 자주 함
❺ 익숙한 일을 처리하는 데 어려움
❻ 돈 계산에 문제가 생김
❼ 물건을 잘 잃어버림
❽ 기분이나 행동에 변화가 옴
❾ 성격에 변화가 있음
❿ 자발성이 감소함

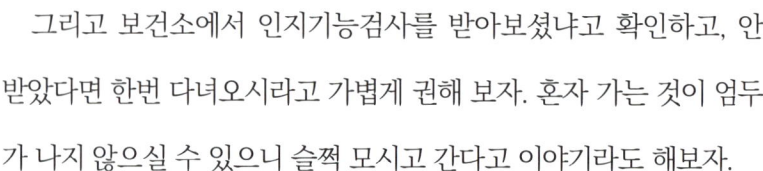

그리고 보건소에서 인지기능검사를 받아보셨냐고 확인하고, 안 받았다면 한번 다녀오시라고 가볍게 권해 보자. 혼자 가는 것이 엄두가 나지 않으실 수 있으니 슬쩍 모시고 간다고 이야기라도 해보자.

양은 냄비에 끓인 라면은
입에는 좋은데 두뇌에는 어떨까?

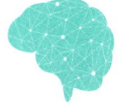

　라면은 양은 냄비에 끓여야 제맛이다. 오래전에 작은 양은 냄비를 사서 라면을 먹을 때마다 잘 사용했다. 얼마 전에 양은 냄비를 씻다가 물이 새는 것을 보고 작은 구멍이 뚫렸다는 것을 알았다. 아주 작은 구멍이라서 눈으로 잘 보이지 않았는데 물을 부어 보니 가는 물줄기가 새어 나왔다. 겉으로 보기에는 멀쩡하고 한참을 더 쓸 수 있을 것 같은데 미세한 구멍 때문에 버리는 게 아깝다는 생각이 들었다. 지금은 사라진 직업으로 땜장이가 있다. 물건을 고쳐 쓰던 예전에는 땜장이가 동네를 돌며 "솥이나 냄비 때워요!"라고 구성진 소리를 외치면 동네 사람들이 구멍 난 솥이나 냄비를 가지고 나와 때워서 사용했다. 그래서 이렇게 작은 구멍이면 망치로 몇 번 두드리면 알루미늄 구멍이 때워질지도 모른다는 생각이 들었다. 쉽게 고칠 수도 있겠다는 생각이 들어 인터넷을 검색했다. 알루미늄 테이프로 붙여 고치라는 꿀팁을 찾긴 했다. 그런데 이 작은 구멍을 막기 위해서 알루미늄 테이프를 사는 게 번거롭고 귀찮기도 해서 재활용 쓰레기통에 넣었다. 버리면서도 아깝다고 생각했다. 그런데 잘 버렸다는 것을 얼마 후 곧 알았다.

2024년 1월 대전에서 이계호 박사의 '태초 먹거리' 강연을 들었다. 이계호 박사는 암 환우와 가족들을 위한 면역을 높이는 건강 먹거리를 연구하고 건강한 식습관을 전파하는 분이다. 면역 증진이 가장 중요한 암 환우를 위한 먹거리 정보이니 두뇌 건강을 지키기 위한 면역 증진에 큰 도움이 되리란 생각에 가르침을 얻고자 참여했다. 그리고 내친김에 쉼과 정보를 함께 얻고자 2박 3일간 진행하는 '태초 가족프로그램'에 참가했다. 건강의 소중함을 몸소 느끼는 분들로부터 많은 깨달음을 얻었고, 특히 이계호 박사님의 조언으로 치매 예방 교육에서 다뤄야 하는 먹거리와 식습관에 관한 아이디어도 얻을 수 있었다. 알루미늄이 뇌에 축적되면 인지기능 손상을 유발한다는 것을 식생활과 연결할 생각을 못 했는데 이 점을 깨닫게 해주셨다. 그래서 서울에 오자마자 부랴부랴 관련된 논문과 정보들을 찾아보았다. 그 자료들로 양은 냄비 구멍에서 새어 나오는 알루미늄을 먹지 않고 버리길 잘했다고 생각했다.

알루미늄과 알츠하이머병

알루미늄에 계속 노출되는 것과 알츠하이머병을 포함한 신경퇴행성 뇌 질환과의 관련성 연구가 많다. 오랫동안 연구자들이 알루미늄 노출과 인지기능의 상관관계에 대해 보고하고 있다. 알루미늄이 대뇌피질이나 해마에 축적되면 인지기능을 손상시키고, 알츠하이머병의 주요 원인인 베타-아밀로이드를 생성하고 응집을 촉진한다. 또한 알루미늄은 미토콘드리아 기능 악화와 손상을 유발하고, 알츠하이머 발병의 근본적인 원인인 활성 산소종(Reactive Oxygen Species, ROS)과 산화스트레스를 증가시킨다고 한다. 따라서 알루미늄이 뇌에 축적되는 것은 장기적으로 인지기능의 심각한 손상을 가져오며 이는 알츠하이머 발병 위험성을 높인다. 치매의 70% 이상이 알츠하이머병이라는 점을 생각해 본다면 알루미늄이 뇌에 축적되는 것은 치매 위험을 높인다고 할 수 있다.

영국 킬 대학교 크리스토퍼 엑슬리 박사 연구팀이 독일에서 발행하는 학술지 「의학 및 생물학에서의 미량 원소 저널(The Journal of Trace Elements in Medicine and Biology)」 2017년 3월호에 발표한 논문 「가족성 알츠하이머병의 뇌 조직 내 알루미늄(Aluminium in brain tissue in familial Alzheimer's disease)」에 따르면 알츠하이머병의 환경적 요인 중 하나로 알루미늄의 노출을 들었다. 연구팀은 가족성 알츠하이머병 진단을 받은 12명의 기증자로부터 뇌 조직 내 알루미늄을 최초로 측정했고, 알루미늄 농도가 매우 높았다고 밝혔다. 12명 중 5명에게서 조직 건조 중량 $10\mu g/g$을 초과하는 수치가 나타났다고 한다. 연구팀은 가족성 알츠하이머병 뇌 조직에서 알루미늄의 독특한 정량적 데이터는 이 치명적인 질병에서 알루미늄의 역할에 대한 경각심을 불러일으킨다고 밝혔다.

프랑스 국립보건의학연구소 비르지니 롱도 박사팀이 1988년부터 2003년까지 15년간 프랑스 남부 지역 노인들을 대상으로 한 연구에 의하면, 매일 최소 0.1mg의 알루미늄을 섭취하는 것만으로도 인지 능력이 크게 저하될 수 있으며, 고용량 알루미늄을 매일 섭취하면 치매 발병 위험이 무려 2.26배나 치솟는다고 했다. 이외에도 알루미늄이 뇌에 축적되는 것과 알츠하이머병의 관련성 연구가 많다. 알루미늄이 알츠하이머병을 일으키는 원인이라고 단언할 수는 없지만 두뇌에도 축적되어 인지기능에 영향을 줄 수 있다.

삶 속에 깊숙이 들어와 있는 알루미늄

우리는 알루미늄에 둘러싸여 살아간다. 집안을 둘러보면 알루미늄이 포함된 제품을 흔하게 볼 수 있다. 주방이나 식탁 위 프라이팬,

냄비, 국자, 빵틀, 오픈팬, 쿠킹호일 등 조리도구뿐만 아니라 소시지, 햄, 탄산음료, 커피믹스, 과자, 통조림, 즉석식품, 밀키트 등 가공식품과 착색, 보존, 감미, 향미, 발색 등을 위해 사용되는 다양한 첨가물에서 알루미늄의 흔적을 만난다.

화장대에 눈을 돌려보자. 립스틱, 색조 화장품에는 알루미늄하이드록사이드와 알루미늄 안료 성분이 들어 있다. 심지어 속 쓰릴 때 먹는 제산제에도 알루미늄 성분이 포함돼 있다. 건강을 위해 먹는 의약품이나 건강식품 제조에 알루미늄 성분이 들어간다. 책상 위에 있는 액자, 볼펜, 테이프, 핸드폰 케이스 외 다양한 용기 등에도 알루미늄 성분이 포함돼 있다. 그렇다면 당장 알루미늄 제품을 모두 내다 버려야 할까? 다행히도 알루미늄이 체내에 들어오면 건강한 사람은 신장에서 걸러주기 때문에 크게 걱정하지 않아도 된다. 그러나 여러 연구와 식품의약품안전처 발표 내용에 의하면 몸속에 들어온 알루미늄이 100% 배출되지는 않고 일부는 몸에 남는다고 한다. 신장이 감당하지 못하는 많은 양이 몸에 들어오면 일부는 몸에 축적되어 건강에 영향을 준다.

그래도 라면은 양은 냄비에 끓여야 제맛!

그래도 라면은 양은 냄비에 끓이는 게 제맛이긴 하다. 알루미늄이 걱정돼 생활용품을 다 바꿀 수도 없다. 그렇다면 올바르게 사용해야 한다. 식품의약품안전처에서 알려주는 알루미늄 식기의 올바른 사용법에 주목해 보자.

❶ 새로 제품을 구입한 경우 물을 한 번 끓여 사용하면 좋다.
산화알루미늄 피막을 더 견고하게 만들어 준다. 피막이 벗겨지면
알루미늄이 용출돼 나올 수 있다.

❷ 토마토, 양배추 등 산도가 낮은 식품은 알루미늄 냄비나 호일에 조리하면
알루미늄이 쉽게 용출되니 주의해야 한다.

❸ 절임, 간장, 된장 등 산이나 염분이 높은 식품은 알루미늄 용기에
오래 보관하지 말아야 한다.

❹ 알루미늄 냄비를 씻을 때 날카로운 금속 재질의 수세미로 씻지 않는다.
산화알루미늄 피막이 벗겨질 수 있다.

❺ 음식을 조리할 때도 산화알루미늄 피막이 벗겨지지 않도록 목제 등
부드러운 재질의 조리도구를 사용한다.

❻ 오래되어 색이 변하거나 흠집이 많이 생긴 알루미늄 냄비는
알루미늄이 쉽게 용출되거나 음식물 찌꺼기가 끼어
미생물 번식 우려가 있으니 얼른 교체해야 한다.

캠핑을 가면 감자나 고구마를 알루미늄 호일에 싸서 구워 먹는 것이 쏠쏠한 재미인데 걱정되는 분들은 마음을 편하게 가져도 된다. 알루미늄의 녹는점이 660도이고 끓는점은 2,327도로 상당히 높다. 그러니 일반적으로 문제가 없다.

사실 알루미늄 덕분에 편하게 살고 있다. 그러니 올바르게 사용하고 면역력을 키워서 건강하게 살아가면 된다. 한국인의 평균 기대수명은 83세 이상이다. 이전 세대보다 중금속을 비롯한 해로운 성분이 오래 축적돼 건강에 큰 영향을 끼칠 것이다. 오래 사니까 치매 환자 수가 늘어나는 점도 있지만, 이전 세대보다 더 오염된 환경에 살고 가공 제품을 먹으며 더 오랫동안 몸속에 해로운 성분이 축적되니까 두뇌 건강 또한 잃는 것이다.

나이가 들수록 면역력은 떨어지고 몸속에 축적되는 해로운 성분의 양은 늘어난다. 젊은 시절부터 건강한 먹거리를 먹고 건강한 식습관을 기르는 것이 노년의 건강을 지키고 알츠하이머병에 걸릴 위험성을 낮춘다. 과유불급이다. 지나치게 걱정하는 것도 정신 건강에 안 좋지만, 그렇다고 무작정 알루미늄에 많이 노출되는 것은 건강에 더 안 좋다. 신장의 소중함을 알고 신장이 감당할 수 있도록 건강한 먹거리를 챙겨 먹도록 노력하고, 면역 증진을 위한 건강한 생활 습관을 찾아 실천해 보자. 그리고 미래세대를 위해 지금의 환경이 더 나빠지지 않도록 소소한 부분부터 환경 보호를 실천하자.

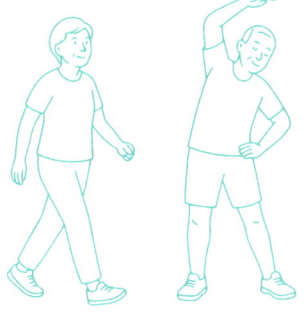

쓱쓱 알록달록!
색칠로 두뇌를 반짝반짝

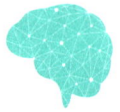

몇 년 전만 해도 어르신을 위한 색칠 공부 책을 찾기 힘들어서 아동용 색칠 공부 책을 대신 사용하는 경우가 많았다. 나이 어린 손주와 함께 색칠하면 즐겁겠지만, 혼자서 로봇을 칠하거나 순정 만화 주인공을 칠하게 되면 흥미가 떨어지고 시시하다는 생각마저 든다. 최근에는 어르신의 인지 개선을 위한 좋은 워크북이 많이 출간됐고, 어르신 회상 활동을 위한 색칠 공부 책도 서점에서 쉽게 찾아볼 수 있다. 선택의 폭이 넓어지고 인지 개선 전문성을 갖추고 있어 참 다행이다.

색칠하고 그리는 게 두뇌에 도움이 될까?

고령 부모나 조부모를 위해 서점에서 색칠 공부 책을 고르면서 문득 '정해진 모양에 색을 칠하는 게 뇌 건강에 무슨 도움이 되겠어?' 하는 의구심이 들 수 있다. '괜히 사다 드렸다가 사용 안 하면 무슨 낭패냐?' 하는 생각도 들어서 사는 게 망설여지고, 부모님이 싫어할 것 같아 치매 검사라는 단어를 입에 올리기도 힘든데, 치매 예방하라고 색칠 공부 책을 사다 드리는 게 부담스러울 수도 있다. "아직 이런 것까지 할 정도는 아니다"라며 싫은 소리라도 하실 것 같아 걱정스럽다. 누군가 이런 활동이 뇌 건강에 도움이 된다고 확실히 말해 주면 얼마나 좋을까?

인지 미술 활동은 인지 개선에 도움을 준다는 연구 결과가 많다. 작업치료나 미술치료, 예술치료 등 상담 심리 관련 분야 연구자들이 치매 환자나 노인 대상 집단미술치료 실험을 통해 정서적·인지적으로 긍정적인 효과가 있음을 입증했다. 실제로 노인 교육 현장에서 인지 미술치료의 긍정적인 효과를 쉽게 체감할 수 있다. 개인적 경험으로 볼 때, 인지 미술 활동은 다양한 인지 자극을 주고, 정서적으로 안정감과 즐거움을 준다. 그리고 다양한 이야깃거리를 주기 때문에 사회성 활동과 언어활동의 효과도 톡톡히 볼 수 있다. 손을 부지런히 움직여야 해서 소근육 운동으로도 안성맞춤인 활동이다. 멋진 밑그림을 예쁘게 칠하다 보면 아름다운 꽃을 볼 때 드는 행복감이 머릿속에 한 송이 한 송이 피어난다.

어르신 대상으로 노인 복지관, 주간 돌봄센터나 치매안심센터에서 오랫동안 인지 미술치료를 진행했다. 활력이 떨어지고 기분이 축 처진 어르신들이 많다 보니 활기차게 싱싱한 두뇌 자극을 주기 위한 재료와 활동을 늘 고민했다. 그래서 찰흙부터 크레파스, 곡물에 이르기까지 다양한 재료를 사용하고, 화투에서 곡물 이야기 등 어르신들이 하실 말씀이 많은 주제로 활동해 왔다. 50분 수업 내내 화기애애하게 이야기하고, 예쁘게 색을 입혀 완성한 미술작품을 앞에 놓으면 참석한 어르신 모두 뿌듯해하신다. 거기다 작품에 대해 칭찬하면 어르신 입이 귀에 걸린다. 그런 모습을 보고 있자면 참여 어르신들의 기분이 무척 좋다는 확신이 든다. 긍정적 정서로 충만한 시간이 됐다는 것을 알 수 있다. 기분이 좋아지고 인지 자극을 통한 두뇌 운동을 하기 위해서만 그림을 그리거나 색칠 활동을 하지는 않는다. 그림에는 그린 사람의 생각이 들어 있고 색상은 마음의 상태를 알려 준다. 특이한 형태나 색상 사용을 하는 경우 유심히 어르신의 마음 상태를 살피고 대화를 통해 풀어낼 수 있도록 한다. 이처럼 인지 미술 활동은 미술치료로서 상담 기능 역할도 수행한다.

이스라엘의 베이트 베를 대학(Beit Berl Colleage) 대학 예술학부의 미술치료 교수인 루스 아브라함(Ruth Abraham)은 오랫동안 알츠하이머병 환자를 대상으로 미술치료를 하며 연구한 결과와 사례를 저서 『치매와 미술치료(Alzheimer's Patients Communicate through Art)』에 담았다. 이 책에서 저자는 치료법이 없는 치매에 대해 현재로서 할 수 있는 주요한 치료 방법으로 남아 있는 기능을 최대한 유지하도록 돕는 것이며, 미술치료가 치매 환자의 인격을 지지해 주는 치료이자 기능 유지를 돕는 적합한 방법이라고 했다. 아브라함 교수는 치매 환자의 뇌가 언어 영역을 담당하는 기능이 떨어져 언어 표현에 어려움을 겪을 때 자신의 내면세계를 예술이라는 상징 언어를 사용해 대안적인 대화가 가능하다고 보았다. 그는 "이것이 언어가 그 뜻을 잃어버렸을 때 절대적으로 필요한 선물이 되는 것"이라고 말한다. 우뇌는 심상을 떠올리고 상징적 언어를 사용할 수 있도록 해주어 알츠하이머병 발병 뒤 좌뇌가 담당하는 언어 능력보다 그 능력이 더 오래 간다. 실어증 환자도 이미지를 통해 자기 경험을 드러낼 수 있고 긍정적인 감정을 말로 표현하지 못해도 이미지로 보여줄 수 있다. 이런 점에서 언어 능력을 상실해 가는 알츠하이머 환자들에게 미술치료가 유익하다고 볼 수 있다.

알츠하이머병의 초기에는 최근의 기억을 잃어버리고 다시 회복하기 어려운 모습을 보인다. 하지만 감정, 감각, 직관, 보편적 도덕 규범 등에 대한 기억은 남아 있다. 이런 기억은 우뇌와 관련이 있으며, 좌뇌보다 더 오래 기억되고 보존된다. 감정이 예전처럼 풍부하지 못하지만 계속 자신의 욕구와 취향 그리고 삶의 관점을 표현한다. 루스 아브라함은 미술치료가 효과적으로 이뤄지면 이런 능력을 최대한 오랫동안 유지할 수 있으며, 고립감, 우울감 등으로 인해 치매의 악화를 초래하는 정서적 방치로부터 환자를 보호할 수 있다고 강조한다. 또한 전문가들은 우뇌에 좋은 활동으로 그림 그리기, 색칠하기를 제시하고 있다. 그 외에 종이접기, 풍선아트, 뜨개질, 수제품 만들기, 조각하기, 목공예, 도자기 굽기 등 다양한 미술 활동을 추천한다. 인지기능이 좋을 때 우뇌에 좋은 활동을 많이 하여 우뇌를 튼튼하게 만들어 놓는다면 루스 아브라함 교수가 말하는 것처럼 좌뇌가 퇴화해 언어 기능이 떨어질 때 요긴하게 우뇌를 활용할 수 있다. 색칠하기나 그림 그리는 활동은 두뇌 건강에 좋다.

인지기능이 떨어지고 정서적 어려움에도 마이 웨이(My Way)

치매에 걸리면 무기력하게 살 것으로 생각하는 사람이 꽤 있을 것이다. 사람마다 다르겠지만 인지기능이 떨어지고 정신 건강이 나빠져도 자신의 창작 활동을 이어가는 예술가가 많다. 2차 세계대전 이후 등장해 미술사의 흐름을 바꾼 잭슨 폴록(1912~1956), 프란츠 클라인(1910~1962) 등 추상표현주의 작가들은 알코올 중독이나 우울증에 시달리면서도 훌륭한 작품을 남기고 짧은 생을 마감했다. 같은 시대에 왕성하게 활동하고 알코올 중독과 우울증에 시달린 윌렘 드 쿠닝(1904~1997)은 이들과 달리 92세까지 장수하며 작품 활동을 오랫동안 할 수 있었다. 심지어 치매에 걸렸음에도.

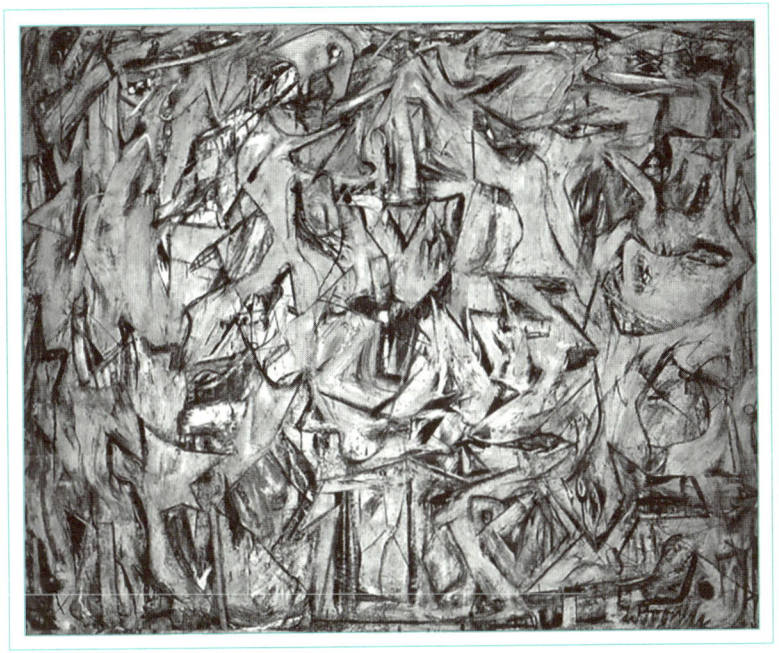

윌렘 드 쿠닝, 발굴(Excavation), 1950, 캔버스에 유화, 205.7 x 254cm,
시카고예술원 (The Art Institute of Chicago) 소장
© The Willem de Kooning Foundation

웰렘 드 쿠닝은 70대까지 알코올과 우울증에 빠져 있었으나 부인의 돌봄으로 생활 습관을 바꾸고 건강 관리를 해 알코올 중독과 우울증을 극복하고 왕성하게 활동했다. 특히 1980년대 그는 알츠하이머병을 겪으면서 점차 심해지는 증상에 창작 방식을 바꿔 새로운 화풍의 작품을 탄생시켰다. 알츠하이머병으로 인한 불편함에 굴복하기보다 치매를 품고 작품 활동을 계속했다. 초기 그림은 거칠고 역동적이며 격정적인 모습을 보이지만, 후기의 그림은 강렬하기보다는 차분한 색상과 선이 잘 조율되며 더 추상적인 형태를 보인다. 물론 치매로 인해 인지기능과 신체기능이 떨어져 생겨난 단순한 형태로 혹평하는 사람들도 있다. 하지만 작품은 후기로 갈수록 더욱 완전한 추상의 형태로 성숙한 작품으로 평가받았다. 피카소의 화풍을 떠올려 보라. 피카소의 화풍도 시간이 흐를수록 더욱 추상적인 형태로 발전하면서 절제하고 압축된 형태를 담은 화풍으로 성숙해 가지 않는가? 알츠하이머병 진단을 받았다는 이유로 화풍의 변화를 기능 저하의 결과물로 헐뜯어 작품 가치를 깎아내릴 수 없다.

치매에 걸렸어도 낙관적인 성격과 긍정적인 사고방식으로 사회활동에 적극적으로 참여하며 다른 사람의 도움을 받아 지속해서 어울리며 사시는 어르신을 많이 본다. 건강한 어르신들도 서로의 입장과 상황을 잘 알기 때문에 자발적으로 도와주고 챙겨주신다. 사실 치매는 누구나 걸릴 수 있어 남 일이 아니다. 그래서 건강할 때 복지관, 자원봉사, 종교 활동 등 사회 활동에 많이 참여하고 다양한 취미 활동을 하는 게 큰 도움이 된다. 혹시 나중에 인지기능이 떨어졌을 때 사용할 수 있는 비장의 무기를 우뇌에 잔뜩 만들어 두자.

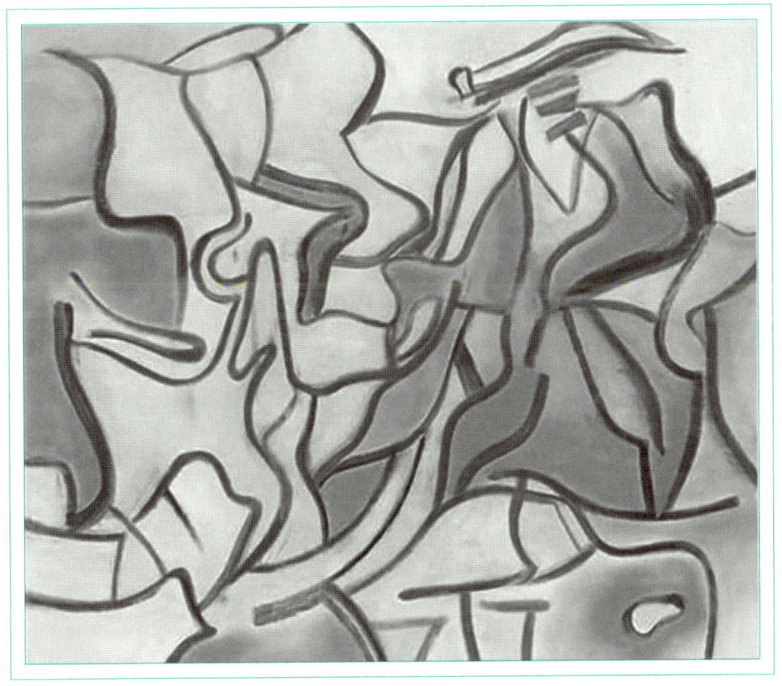

웰렘 드 쿠닝, 발굴(Excavation), 1950, 캔버스에 유화, 205.7 x 254cm,
시카고예술원(The Art Institute of Chicago) 소장 © The Willem de Kooning Foundation

잠자는 액션배우?
꿈에서 배달된 뇌 건강 옐로카드

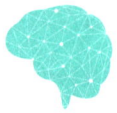

    잠을 자다가 가위에 눌리면 몸을 꼼짝할 수 없어서 참 무섭다. 몇 번 눌리다 보면 가위에 풀려나는 나름의 방법도 터득하고, 가위에 눌릴 것 같은 생각이 들면 얼른 몸을 움직여 미리 가위에 눌리지 않도록 하는 예방책도 생긴다. 가위에 눌리는 것은 당사자만 잠을 설치며 옆 사람에게 민폐를 끼치지는 않는다. 다만 옆 사람에게 깨워 달라고 간절한 눈빛을 보내도 알아주지 않아서 야속할 뿐이다. 그러나 심한 잠꼬대는 옆에서 곤히 자는 사람이 잠을 설치게 된다. 옆에서 자던 사람이 한 대 얻어맞기라도 한다면 "아주 꿈속에서 액션영화를 찍는구나!" 하며 아침에 불평을 한 바가지 듣게 된다. 젊은 시절에는 그냥 잠꼬대하는구나, 가볍게 넘길 수도 있지만 50대 이후부터는 수면 건강 문제를 살펴봐야 한다. 가위에 눌리는 것은 '수면마비'로 렘수면(Rapid Eye Movement, REM)에 문제가 있을 수 있고, 심한 잠꼬대는 '렘수면행동장애(REM sleep Behavior Disorder, RBD)'일 수 있다. "렘수면?" 하고 용어가 낯선 사람이 많을 것이다. 눈 감으면 바로 자고 아침에 개운하게 눈뜨는 사람들은 수면 문제 때문에 정보 검색을 할 필요가 없어 그렇다.

잠자는 액션배우의 탄생?

사람이 잠잘 때 뇌는 쉬지 않고 활동한다. 얕은 잠을 자는 렘수면 상태에서 뇌는 빠르게 안구를 움직이면서 생생한 꿈을 꾸고, 지식과 기억을 종합한다. 잠들 때부터 깨어날 때까지를 기준으로 할 때 렘

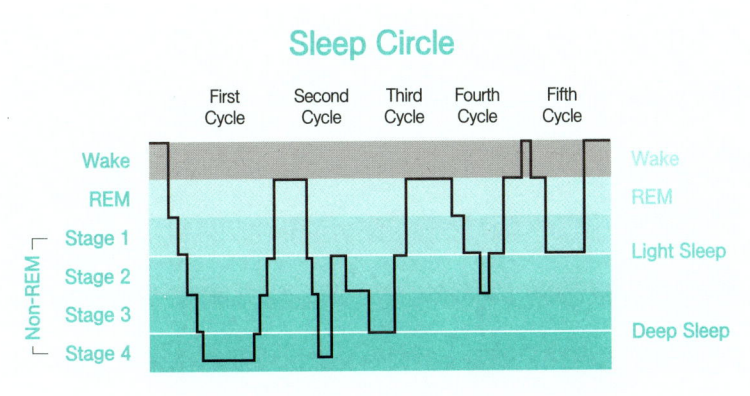

수면 리듬: 5 Stages Of Sleep (REM And Non-REM Sleep Cycles) / simplypsychology.org

수면은 약 90분 간격으로 4회에서 6회 발생하며 짧게는 10분, 길게는 30분가량 진행되는 게 보통이다. 이렇게 얕은 잠을 자는 렘수면과 깊은 잠을 자는 비렘수면 상태를 주기적으로 반복해 잠을 잔다. 수면 장애가 없는 건강한 사람은 일반적으로 잠자리에 들면 5~10분 내 졸기 시작한다. 그리고 비렘수면 상태로 들어가며 깊은 잠을 잔다. 잠이 들면 체온이 떨어지고 뇌파가 느려지며 호흡과 심박수도 느려지고 근육이 이완된다. 깊은 수면 상태에서 몸을 회복하고 면역 강화, 호르몬 분비, 에너지 회복 등이 일어난다. 건강한 숙면을 위한 방법으로 비렘수면을 꼽는 이유가 여기에 있다. 깊은 잠을 자는 비렘수면 이후 렘수면이 시작되면 심박수, 호흡, 뇌 활동이 활발해진다. 이때 꿈속에서 감정과 감각, 기억 등을 처리하는 뇌 영역이 활발하게 일한다. 만약 팔과 다리 근육이 마비되지 않는다면 꿈에서 하는 행동을 실제로 잠자면서 취할 것이다. 잠자면서 심하게 움직이면 다칠 수도 있다. 그러니 우리 몸은 이런 일을 대비해 잠자는 동안 팔다리가 움직이지 않도록 방책을 세워 뒀다.

우리 뇌는 몸통에 길게 뻗쳐 있는 척수와 연결돼 있다. 이 두 부위를 연결하는 부분이 뇌간이다. 뇌간은 의식, 호흡, 심장박동 및 대뇌피질의 기능 조정, 감각기능과 운동기능 조정 등을 담당한다. 뇌간이 렘수면 상태에서 팔다리가 움직이지 않도록 근육을 마비시켜 꿈에서 하는 행동을 실제로 옮기지 못하게 한다. 그래서 꿈에서 야성적인 액션배우로 활약하더라도 현실에서는 얌전하게 잠을 잔다. 그런데 근육마비가 제대로 일어나지 않으면 꿈속에서 하는 행동이 실제로 실현돼 심한 잠꼬대를 하는 것이다. 큰소리를 지르거나 팔다리를 휘젓기도 한다.

누구나 잠꼬대할 수 있다. 일반적인 잠꼬대는 대부분 자면서 중얼거리고 대화하듯이 이야기한다. 어린아이가 미소 짓고 중얼거리는 귀여운 잠꼬대 모습을 보면 좋은 꿈 꾸나 보다 하고 같이 미소 짓게 된다. 옆 사람이 뭔가 대화하듯이 중얼대면 무슨 말인가 궁금하기도 하고 걱정돼 깨우려 해도 잘 깨지 않는다. 아침에 일어나서 무슨 꿈을 꿨냐고 물어보면 기억하지 못한다. 개꿈 꿨나 보다 한다. 그런데 새벽 3시나 5시 사이에 모두가 한창 잠들었을 때 큰소리를 지르거나 험한 말의 잠꼬대를 하면 짜증이 난다. 팔다리를 휘저으며 공격적인 행동을 하면 무섭기도 하고 걱정스럽다. 놀라서 깨우면 금방 일어나고 자기가 한 행동을 기억하기도 한다. 만일 이런 증상이 일주일에 한 번 이상 나타나고 나이가 50대 이상이라면 렘수면행동장애를 의심하고 얼른 검사받고 조기 치료해야 한다.

꿈에서 배달된 뇌 건강 옐로카드

오랜 역사의 대중 과학 잡지 「사이언티픽 아메리칸(Scientific American)」 2023년 2월호에 실린 기사 "꿈을 실제 행동으로 하는 잠꼬대는 파킨슨병이나 다른 뇌 질환을 예고한다(Acting Out Dreams Predicts Parkinson's and Other Brain Diseases)"에 렘수면행동장애는 파킨슨병의 전조 증상일 수 있다는 여러 연구 내용이 담겨 있다.

1950년대와 1960년대 프랑스 신경과학자 미셸 주베(Michel Jouvet)는 고양이 뇌간을 손상시켜 렘수면 상태에서 근육마비가 일어나지 않도록 했더니, 깊이 잠들었음에도 마치 깨어 있는 것처럼 비정상적으로 활발하게 행동하는 것을 관찰해 냈다. 1980년대 후반 미네소타 대학 카를로스 솅크(Carlos Schenck) 박사와 연구팀은 깨어 있을 때 온순한 사람이 잠을 잘 때는 아주 폭력적인 꿈을 꾸며 공격적인 행동을 보인다는 렘수면행동장애 첫 사례 보고를 했다. 이후 1996년 보고 내용에 따르면 50세 이상 남성 렘수면행동장애 환자 29명을 추적했더니 11명이 렘수면행동장애 발병 이후 13년 후 신경퇴행성 질환을 앓는 것으로 나타났다. 2013년에는 이들 29명 중에서 80% 이상인 21명이 신경퇴행성 질환을 앓았다. 주로 파킨슨병이었다. 이를 뒷받침하는 후속 연구도 있는데 전 세계 24개 센터의 환자 1,280명 중 렘수면행동장애 환자의 74%가 12년 내 신경퇴행성 질환 진단을 받았다.

아직은 렘수면행동장애와 치매의 인과관계가 명확하게 밝혀지지는 않았다. 하지만 마이클 J. 하웰(Michael J. Howel)과 카를로스 H. 션크(Carlos H. Schenck) 박사의 연구논문 외에도 여러 논문에서 렘수면행동장애가 종종 파킨슨병, 루이소체 치매, 다계통 신경위축증 등의 전조 증상일 수 있다고 한다. 렘수면행동장애는 단순히 고약한 잠버릇을 넘어 꿈이 보내는, 훗날 치매 발병의 옐로카드일 수 있다. 따라서 진단 시 적극적으로 치료하고 증상을 개선해야 한다. 약물치료와 함께 안전한 잠자리 환경을 만드는 게 중요하다. 예를 들면 잠자면서 거친 행동이 발현해 부술 수 있는 물건은 주변에 두지 않는다. 심한 움직임으로 침대에서 떨어져 다칠 수 있으니 바닥에 안전 매트를 깔아두는 것도 좋다. 그리고 편안한 수면을 위해 방안의 쾌적한 습도와 온도를 유지해야 한다. 여력이 된다면 잠자기 전에 근육 이완을 위해 반신욕을 하는 것도 좋다.

렘수면행동장애가 아니더라도 수면 부족 그 자체 또한 치매 위험과 연관이 있다. 렘수면행동장애가 파킨슨병, 루이소체 치매와 연관이 있다면, 수면 부족은 알츠하이머성 치매와 연관성이 있다고 한다. 잠이 부족하면 기억력, 집중력 등 인지기능이 저하되는 것으로 알려져 있으니, 알츠하이머병 예방을 위해서라도 7시간 정도 건강한 수면이 필요하다. 특히 잠자는 동안 뇌는 감정, 기억 등 정보처리만 하는 것이 아니라 뇌의 노폐물도 청소하기 때문이다. 숙면은 뇌 건강을 위해 꼭 필요하다.

벤자민 버튼의 시간처럼
인지장애 어르신의 시간도 거꾸로 간다

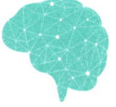

　제81회 아카데미 3개 부문 수상작 「벤자민 버튼의 시간은 거꾸로 간다」에서 주인공 벤자민은 80대 노인 몸으로 태어나 나이가 들수록 신체는 젊어지고, 인생의 황금기를 지나 점차 인지기능은 저하되며 어린이가 되어 간다. 이후 벤자민은 계속 어려지며 자기 이름도 기억하지 못하는 상태가 된다. 그리고 결국 할머니가 된 사랑하는 여인의 품에서 치매 신생아로 죽음을 맞이하는 거꾸로 인생을 마친다. 최근 기억부터 점점 사라지면서, 추억이 잊히고, 인지기능이 저하돼 어린아이같이 생각하고 행동하는 치매 어르신을 보고 있으면 벤자민과 마찬가지로 시간이 거꾸로 가는 것 같다. 시간은 똑바로 흐르든 거꾸로 흐르든 한순간도 멈추지 않고 흘러가기 때문에 시간의 흔적인 기억은 누구에게나 소중하다.

치매 부모나 조부모를 돌보는 지인들을 만나면 치매 때문에 일어나는 힘든 경험을 많이 듣게 된다. 가끔 환각에 관한 이야기가 간간이 섞여 있기도 하지만 대부분은 기억력 저하 때문에 생겨나는 일이다. 약을 먹는 것을 잊어버리고는 끝까지 먹었다고 우긴다든지, 뜨개질을 너무 많이 해서 목도리가 옷장에 쌓여가는데도 뜨개질하는 법을 기억하는 게 다행이라며 안도한다. 치매 환자 가족은 뭐 하나라도 더 오래 기억하기를 간절히 바란다.

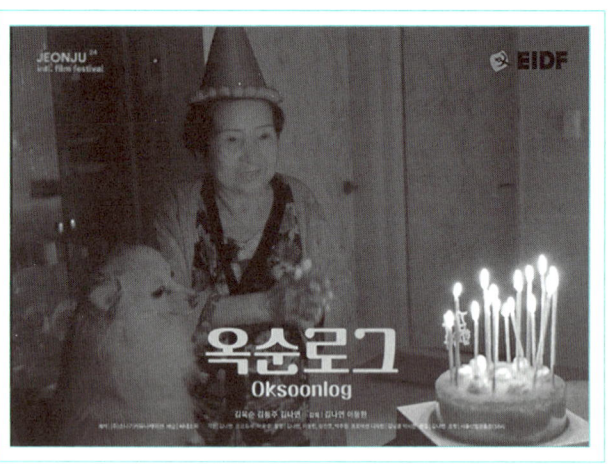

영화 「옥순로그」 포스터 / 소나기커뮤니케이션

'옥순로그'를 보며 느끼는 추억의 소중함

2024년 3월 26일 송파노인종합복지관에서 다큐멘터리 영화 「옥순로그」를 상영해 어르신들과 함께 감상했다. 「옥순로그」는 2023년 전주국제영화제 코리안시네마 부분 초청작이며 EBS 국제다큐영화제 서울산업진흥원 최우수상 다큐멘터리 영화다. 사람들에게 공감받고 감동을 준 작품으로, 영화감독인 김나연 씨와 동생 동주 씨 그리고 치매에 걸린 옥순 할머니의 좌충우돌 치매 돌봄 일상을 담고 있다. 옥순 할머니는 손주들을 이뻐하는 다정한 할머니인데 어떤 사건 이후 기억이 멈춰버렸다. 영화 안에서 특정하지 않았으나 정황상 아들 죽음 이후라고 추측한다. 아들을 먼저 보내는 일이 어머니에게는 정신적으로 큰 충격일 수밖에 없다. 손녀인 김 감독은 사라져 가는 할머니 기억을 붙잡고자 기록을 하기 시작했다.

영화 내내 가족 간 끈끈한 사랑과 치매 환자 돌봄의 고통이 고스란히 드러나 있다. 여러 장면이 관람하는 어르신들의 눈물을 자아냈고, 간간이 난처한 할머니 입장을 공감하며 털어놓는 안타까움이 들렸다. 치매로 아버지를 보낸 지인은 차마 영화를 제대로 보기 힘들었다고 한다. 치매 돌봄의 고통에 공감하며 돌아가신 아버님이 그리워 더욱 그랬을 것이다. 치매 환자 가족에게는 추억이 더 소중할 것이라는 생각이 든다. 시간은 붙잡을 수 없으나 행복한 시간의 흔적은 추억으로 남는다. 시간이 지나면 치매 환자는 이런 추억도 함께 공유할 수 없고, 심지어 자기 존재도 기억하지 못할 순간이 올 것이라는 두려움이 크다. 그래서 더 많이 사진을 찍고 영상으로 시간의 흔적을 남겨 끊임없이 함께 반복해서 보며 기억의 단서를 제공하려고 노력한다. 회상 활동으로 기억력을 조금이라도 더 붙잡아 두고 싶은 것이다.

옥순 할머니는 예쁜 치매 환자다. 아무리 예쁜 치매 환자라도 돌보는 가족은 시간이 흐르면서 힘들고 지쳐간다. 하물며 다른 사람을 힘들게 하는 괴팍한 행동과 성질을 부리는 치매 환자의 가족은 얼마나 힘들겠는가. 그래서 사람들은 나이 들어 치매에 걸리더라도 예쁜 치매에 걸리고 싶다. 그래야 가족과 하루라도 더 편안하고 행복하게 보낼 수 있으니까.

피할 수 없다면 예쁜 치매로 오래오래

아주대학교 의과대학 이윤환 교수는 노인 생활 습관과 인지건강 관계를 연구하여 6가지 인지건강 수칙으로 'PASCAL'을 만들었다. PASCAL은 Physical Activity(신체 활동), Anti-Smoking(금연), Social Activity(사회 활동), Cognitive Activity(인지 활동), Alcohol in Moderation(적당한 음주), Lean Body Mass and Healthy Diet(군살 없는 체질량과 건강한 식단)의 첫 자를 따서 기억하기 쉽게 만들어 전 세계에 소개했다. 이 교수는 이 수칙을 '진인사대천명'의 첫 글자를 따서 입에 딱 붙는 문구로 만들었다.

진: 진땀나게 운동하고

인: 인정사정없이 담배 끊고

사: 사회 활동과 긍정적인 사고를 많이 하고

대: 대뇌 활동을 적극적으로 하고

천: 천박하게 술 마시지 말고

명: 명을 연장하는 식사를 해라

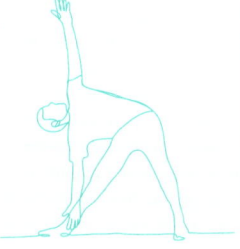

'진인사대천명(盡人事待天命)'을 한자로 풀면 '노력을 다한 후에 천명을 기다린다'는 뜻이다. 진인사대천명 건강 수칙을 열심히 지키고 타고난 수명대로 인생을 마무리하자는 의미도 함께 담고 있다.

'진땀나게 운동' 하면 뇌의 혈액 순환을 촉진하고, 뇌신경을 보호하며 신경세포 간의 연결을 원활하게 해 뇌 기능을 개선한다. 1주일에 3회 이상 걷기만으로도 인지장애 발병 확률을 33% 낮춘다는 연구 결과도 있다. 70대 이상의 노인은 자기 건강 상태에 맞춰서 해야 한다. 운동 전후에 준비 운동과 마무리 운동을 하는 것도 잊지 말자.

'인정사정없이 금연'이 건강에 필요하다는 것은 대부분 공감한다. 흡연은 동맥경화증을 유발해 뇌혈관과 심장 혈관을 좁게 만든다. 이는 혈관 치매에 관련된 뇌 질환 원인이 될 수 있다. 그래서 혈관 건강을 위해 금연은 필수다.

'사회 활동'은 뇌에 강한 자극을 준다. 사람을 만나면 얼굴 정보가 후두엽의 시각피질에서 측두엽 쪽으로 정보가 흐르면서 얼굴을 인식한다. 친구인지 적인지 판단을 위한 감정을 읽어내는 과정으로 편도체가 열심히 일한다. 사회적 맥락과 공감 등을 위해 전두엽과 관련 신경망이 움직인다. 그리고 얼굴과 이름 등 관련 정보를 연결하기 위해 기억력이 필요하다. 이처럼 사람을 만나는 사회 활동은 뇌를 바쁘게 움직이기 때문에 뇌 자극이 강하게 일어난다. 긍정적인 사고가 두뇌 건강에 좋다는 것은 스트레스 완화 측면에서 두말할 것도 없다.

'대뇌 활동'을 적극적으로 해야 한다. 사고 집중력, 정확성과 시간적 기한을 요구하는 일을 하면 인지장애에 걸릴 위험이 30% 정도 낮아진다고 한다. 치매 예방을 위해서 다양한 인지 활동으로 좌뇌, 우뇌를 균형 있게 운동하자. 복지관, 문화센터 등 다양한 클래스를 제공하는 교육기관이 주변에 찾아보면 많이 있다. 사회 활동도 하고 인지 활동도 할 좋은 기회들을 활용하자.

'천박하게 술 마시지 말라'는 과음의 위험을 경고하는 수칙이다. 중년기부터 과다음주를 한 사람은 노년기에 인지장애를 겪을 확률이 2.6배 높다고 한다. 술로 인해 알코올성치매가 발생할 수 있다. 술을 먹으면 뇌가 전반적으로 위축되면서 두뇌 건강을 위협한다.

'명을 연장하는 식사를 해라'는 비만에 대한 위험을 알리는 수칙이다. 치매 예방은 체지방 관리부터 시작해야 한다. 이를 위해 규칙적인 식사, 천천히 먹기, 채소류, 해조류 등 식이섬유가 풍부한 식품을 먹고 기름기 적은 음식을 먹도록 노력한다. 중년의 식습관은 노후 삶의 질까지 영향을 미친다. 중년기에 비만이면 노년기에 알츠하이머병에 걸릴 위험이 2배, 혈관 치매에 걸릴 위험은 5배 높다고 한다.

'진인사대천명' 건강 수칙에 더해서 치매 위험 요인으로 꼽히는 3대 성인병인 고혈압·고지혈증·고혈당을 관리하고, 만성 스트레스 관리, 수면 건강을 관리하면 치매 예방에 도움이 된다. 그리고 경도인지장애나 초기 치매부터 건강하게 관리한다면 예쁜 치매로 길게 살아갈 수 있다.

나이가 젊다고
인지건강 과신은 금물

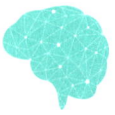

감우성과 김하늘 주연의 JTBC 드라마 「바람이 분다」, 제87회 아카데미 여우주연상을 줄리안 무어에게 안겨준 「스틸 앨리스(Still Alice)」, 안성기와 서현진 주연의 영화 「카시오페아」 이들 영화의 공통점은 모두 초로기치매를 진단받은 주인공의 삶을 보여준다. 초로기치매는 치매 원인 질환과 상관없이 65세 이전에 발병하는 치매를 말한다. 치매라고 하면 노인을 떠올리지만, 아직 젊은 세대에도 발병한다. 젊고 지적인 주인공이 기억이 사라져가는 와중에 가족의 사랑을 지키려고 하는 모습이 더 안타깝고 애틋하다.

'정신 건강론' 수업에서 신경인지장애를 가르치며 학생들에게 내줄 과제를 고민하다가 「카시오페아」 영화로 리포트를 작성하도록 했다. 미국정신의학협회에서 발행한 편람으로 정신장애 진단과 통계 매뉴얼 2013년 개정판 『DSM-5(정신실환 진단 및 통계 편람 제5판)』부터 치매를 '신경인지장애'로 분류했다. 아직 젊지만, 인지건강 관리가 매우 중요하다는 것을 느끼면 좋겠고, 졸업 후 현장에서 초로기 치매 환자에 대해 잘 이해하고 지지해 주기를 바라는 마음에서 과제로 선정했다. 그래서 오랜만에 「카시오페아」를 다시 보면서 초로기 치매에 대해 생각했다.

영화 「카시오페아」의 줄거리는 다음과 같다. 이혼하고 딸을 혼자서 키우는 변호사 수진(서현진)은 바쁘면서도 완벽한 어머니의 역할을 해내는 일하는 엄마다. 딸에게 더 나은 기회를 주고자 유학을 준비하는데 바쁜 딸을 위해 손녀를 돌보는 아버지(안성기)와 함께 산다. 얼마 지나지 않아 수진은 교통사고로 병원 진료를 받는데 뜻밖에 초로기치매 진단을 받는다. 수진은 점차 인지기능이 더 떨어지고 기억을 잃어가면서 혼란을 겪는다. 사랑하는 자기 딸을 잊을까 봐 두려워하는 수진을 위해 아버지는 기억을 잃어도 살아갈 수 있도록 곁을 지킨다. 이렇게 초로기치매에 걸린 딸의 삶에 길잡이가 되어준 아버지, 딸과 손녀 간의 가족 사랑을 그린 작품이다. 영화 제목이 의미하듯이 우리가 길을 잃었을 때 방향을 일러주는 북극성을 쉽게 찾도록 하는 카시오페아 별자리처럼, 아빠는 딸에게 삶의 방향을 안

내하는 카시오페이아가 되고자 한다.

    행정안전부가 발표한 2023년 주민등록 인구 통계자료에 따르면 2023년에 70대 이상 인구는 20대 인구를 넘어섰고, 65세 이상 인구는 전체 인구의 약 19%라고 한다. 그래서 언제부터인가 주택가를 걸을 때 우리는 노인을 자주 보게 된다. 100세 시대가 되어 고령 노인이 많아짐에 따라 주변에서 고령 부모와 조부모에 대한 치매 걱정을 하는 사람도 많아졌다. 미디어에서도 노인의 치매 문제를 주요

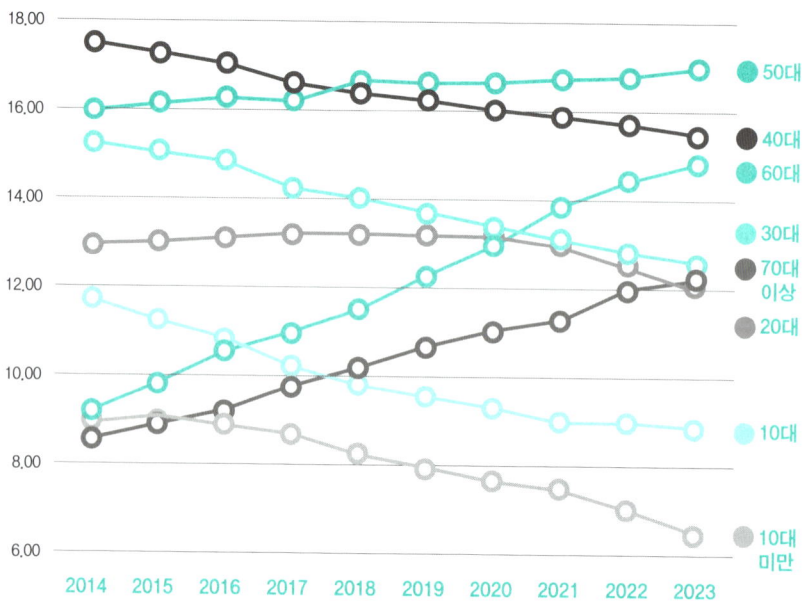

「2014~2023년 연령대별 인구 비중 추이」 행정안전부

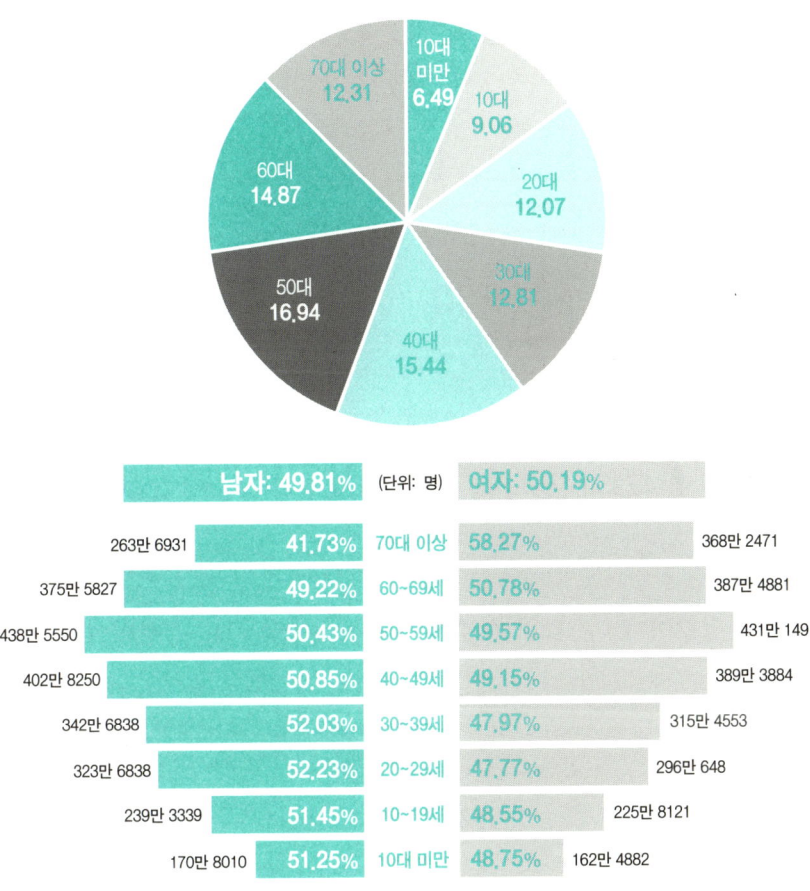

「2023년 성·연령대별 인구 현황」 행정안전부

사회문제로 다루고 있다. 치매를 마치 노인 질환으로만 오해하는 사람들이 많지만, 젊은 사람도 치매에 걸릴 수 있다.

연령대별 인구 구성비를 살펴보면 50대가 16.94%로 가장 큰 비중을 차지하고 있고, 다음으로 40대(15.44%), 60대(14.87%), 30대(12.81%), 70대 이상(12.31%), 20대(12.07%), 10대(9.06%), 10대 미만(6.49%) 순으로 나타났다. 초로기치매에 걸릴 수 있는 30~50대 인구의 비중(42.19%)이 전체 인구를 놓고 보았을 때 상당히 높다. 그래서 이제는 초로기치매에 관심을 가져야 한다.

초로기치매 증상은 노인성 치매 증상과 다를 게 없다. 나이가 젊고 다른 건강상 이유로 치매 진단 시기를 놓치는 경우가 많다. 그리고 젊은 만큼 진행 속도도 빨라서 치매가 상당히 진행된 후 진단을 받는 경향이 있다. 특히 초로기치매는 치매의 주요 증상인 기억력 저하보다 성격 변화, 이상행동, 판단력과 실행력 저하, 언어 장애 등의 다양한 증상이 먼저 드러난다. 그래서 조기 발견이 더욱 어렵다.

초로기치매도 알츠하이머병 치매가 큰 비중을 차지하고 혈관성치매, 전두측두엽치매, 알코올성치매 등이 나타난다. 특히 가족성 알츠하이머병은 넓게는 가족 구성원 내 알츠하이머병이 두 명 이상 있을 때를 의미하며, 좁게는 유전적인 요인에 의해 알츠하이머병이 가족 간에 유전되는 경우를 말한다. 가족성 알츠하이머병 치매는 젊을 때 발병하며, 가족성 알츠하이머병 치매를 일으키는 돌연변이는 세대를 거르지 않고 바로 자식에게 유전된다. 그런데 다행히도 가족성 알츠하이머병 치매는 매우 드물다. 영화 「스틸 앨리스」에서 50세의 저명한 언어학 교수인 앨리스가 알츠하이머병 치매 진단을 받고 자식들에게 알츠하이머병이 유전될 수 있다는 이야기를 듣고는 자식들에게도 검사받도록 한다. 큰딸은 양성, 아들은 음성을 받는다. 막내는 미리 알아도 예방할 수 없다면 검사를 안 받겠다고 거부한다.

유전자가 알츠하이머병 발병 과정에 영향을 주기는 한다. 그러나 유전자가 발병을 결정하는 유일한 원인은 아니다. 알츠하이머병과 관련된 다양한 유전자가 있다. 대부분은 면역 반응, 유해 부산물 청소, 혈관 건강에 영향을 주는 유전자다. 예를 들어 APOE4 유전자가 알츠하이머 발병 위험을 높인다고 알려져 있다. APOE4 유전자가 없다면 85세에 알츠하이머병에 걸릴 확률은 50% 정도, 1개라면 75세에 걸릴 확률이 50%, 2개를 갖고 있다면 65세에 걸릴 확률이 50%라고 한다. 즉, APOE4 유전자 2개를 갖고 있는 사람은 없는 사람보다 20년 빨리 걸릴 수 있고, 걸릴 위험이 12~20배 빠른 것으로 알려져 있다. 다행히도 APOE4 2개를 갖고 있는 사람은 아주 드물고, 갖고 있더라도 반드시 걸리는 것은 아니다.

치매는 생활 습관병이다. 젊었을 때부터 건강한 생활 습관으로 뇌 건강을 지켜 뇌 인지기능을 높여야 한다. 건강한 라이프스타일을 실천하고 살면 초로기치매 위험에서 벗어나 일상을 살 수 있다.

혀끝에서 빙글빙글 맴도는 야속한 "그거…"

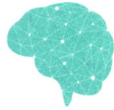

50대를 훌쩍 넘기면서 종종 머릿속에서 말하려고 하는 단어는 그려지는데 입에서는 내뱉어지지 않고 빙글빙글 맴돌다가 체념하고 툭 내뱉는 말이 '그거'다. "그거 있잖아!"라고 하면 찰떡같이 알아듣는 친구는 "그래, 그거 샀어? 잘했네!"라며 대화를 이어간다. 나이가 들어가면서 점점 '그거'를 자주 쓰게 된다. 분명히 알고 있는데 그리고 머릿속에 여러 단서가 떠오르는데 마치 머릿속에 훼방꾼이 있어서 기억을 방해하는 것 같다. 동병상련이라고 느끼는 사람이 꽤 많을 것이다.

이런 현상을 설단현상(Tip of the Tongue)이라 한다. 미국의 심리학자 윌리엄 제임스(William James), 로저 브라운(Roger Brown), 데이비드

맥닐(David McNeil)은 이런 현상을 과학적으로 분석하였다. 결국 어딘가에 기억으로 저장되었을 텐데 기억이 인출되지 않아 이런 곤란한 경험을 하는 것이다.

설단현상에 위축되지 말자

나이 들수록 설단현상을 자주 겪는다. 하지만 젊은 사람도 겪는다. 똑같이 특정한 단어에 대해 기억이 날 듯 말 듯 할 때 젊은 사람과 나이 든 사람이 대처하는 방법이 조금 다르다. 나이 든 사람은 일단 어떻게든 기억해 내려고 무던히 노력한다. 기억력이 문제가 있다고 생각하고 싶지 않기 때문이다. 젊은 사람과 달리 나이 든 사람은 기억에 대한 어려움이 생기면 치매 걱정이 덜컥 들기 때문이다. 젊은 사람은 그냥 스마트폰을 열어 구글 검색을 한다. 이들에게 치매나 노화는 관심거리가 아니기에 설단현상은 별거 아닌 것으로 받아들인다. 설단현상이 일어나는 이유를 생각해 보기 위해서는 먼저 기억하는 과정에 대해 짚어볼 필요가 있다. 사람은 무엇을 보거나 들었다고 모두 기억에 저장되지 않는다. 생각해 보자. 잠에서 깨면 대부분 보고 듣는 기능이 시작되기 때문에 감각기관으로 들어오는 모든 정보를 저장한다면 오전 중에 아마 우리의 뇌는 과다 업무로 파업을 선언할 것이다. 그래서 사람의 뇌는 의미 있는 일들을 골라서 저장한다.

이 막중한 업무를 담당하는 것이 뇌 속의 '해마'다. 그래서 해마의 별명은 기억센터다. 해마는 들어오는 수많은 정보 중에서 저장할 것과 버릴 것을 빠르게 고르고, 저장할 만한 의미 있는 정보들을 장기 기억으로 저장하도록 조처한다. 예를 들어, 졸린 눈 비비고 출근길을 가더라도 간판이며 지나가는 사람이며 길 위의 수많은 정보가 들어온다. 이렇게 수많은 정보 중에서 우리가 주의를 기울이는 것들을 일단 기억 후보로 인지해 뇌에 전달된다. 오늘 점심에는 무엇을 먹을 것인가 고르며 가게를 지나간다면 음식점 이름과 외관이 다른 가게보다 우선해 기억 후보군에 오른다. 그리고 점심시간이 가까워지면 그 가게를 떠올리면서 점심 메뉴를 생각하며 즐겁게 사무실을 나갈 준비를 한다.

한 단계 더 미세한 세계로 들어가 기억이 어떻게 만들어지는지 알아보자. 기억은 뇌의 특별한 장소에 저장되는 것이 아니다. 뇌는 신체 모든 감각을 이용해 기억을 구성한다. 맛집을 찾아가서 먹은 음식을 떠올릴 때, 그냥 그 음식 이미지만 머릿속에 퍼뜩 떠오르는 게 아니다. 음식의 냄새, 맛, 함께 먹으며 나눈 이야기, 맛이 아주 좋았다든지, 기분이 아주 좋았다든지 여러 상황이 함께 떠오를 것이다. 하나의 에피소드에 대한 기억은 다양한 정보가 묶여서 신경 신호로 변경되고 패턴이 만들어지면서 신경망의 형태로 뇌 속에 저장된다. 그래서 MRI로 기억을 떠올리는 과정의 뇌를 관찰하면, 기억을 떠올리는 동안에는 뇌의 여러 부분이 활성화되는 모습을 보이다가 기억이 만들어졌을 당시와 비슷한 패턴으로 활성화되면 피험자는 "기억났다!"라고 말한다. 그러니까 기억은 어떤 물리적인 실체의 장소에 저장되는 것이 아니라 신경망을 통해 저장된다. 그래서 기억을 찾아가는 과정에서 방해받으면 부실한 기억을 꺼내 오든지, 아니면 제대로 된 정보를 찾기 위해 시간이 걸리는 것이다.

기억력 높이기

아무리 젊은 사람도 기억력이 부실한 일들이 자주 일어나면 불안하고 불편하다. 그렇다면 기억을 잘하는 비법이 있을까? 주의력과 되뇜이다. 뇌는 주의를 기울이면 의미 있는 정보를 더 잘 기억한다. 따라서 사람 이름을 잘 못 외운다면 상대방이랑 인사하면서 들은 이름을 한 번 더 말하며 인사하는 것이다. 예를 들어, "홍길동입니다"라고 상대방이 자기 이름을 소개하면 "홍길동 님, 만나서 반갑습니다"라는 식으로 한 번 더 이름을 입으로 말하며 주의를 기울이고 되뇌는 방법이 요긴하다.

누가 그랬던가? '적자생존'이라고. 살아남기 위해서(생존) 열심히 적어두는 것(적자)을 말한다. 기억을 보충하는 데 메모가 도움이 된다. 사실 나이 들수록 무엇을 외운다는 것이 참 힘들다. 그럴 때는 메모하자. 종이에 메모하면 그 메모지를 어디에 두었는지 기억하기 힘들다. 스마트폰을 이용하자. 젊은 사람들은 필요한 정보를 바로 스마트폰에 입력한다. 요새는 나도 그렇게 한다. 혹자는 스마트폰에 너무 의존하면 디지털 치매가 올 수 있다고 걱정하는데, 사실 다른 것으로도 두뇌를 쓸 일이 많으니 중요한 일들은 스마트폰에 의존해도 괜찮지 않을까? 잊어버려서 난처한 상황은 피하고 봐야 하니 말이다.

노화로 인한 기억력이 떨어지는 것은 넓은 마음으로 받아들이자. 나이 들면 예전과 달리 엉뚱한 말이 나오는 설단현상이 잦아진다. 단어의 소리와 정보를 담당하는 뇌의 영역이 다른데 이 두 영역의 연결이 약해지면서 생겨나는 자연스러운 현상이다. 나이 들수록 남에게 관대해야 하지만 자신에게도 관대해질 필요가 있다. 지나치게 자신에게 완벽함을 요구하면 스트레스만 쌓이고 이에 따라 주관적 기억 장애를 겪을 수 있다. 마음으로 관대해지는 것과 더불어 뇌 건강에 좋은 건강한 생활 습관을 지키는 것이 필요하다.

성큼성큼 걸으며
인지건강을 챙겨보자

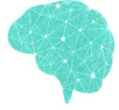

100세 시대에 들어와서 장수하는 사람이 늘어나고 있다. 태어나서 향후 생존할 것으로 기대하는 평균 생존 연수를 '기대수명'이라고 한다. 1960년대에 기대수명이 52.4세였는데 요새는 83.5세로 무려 30년 정도가 길어졌다. 앞으로의 시대는 90세 이상을 사는 게 당연한 세상이다. 이렇게 오래 사는 것이 축복일까? 건강하게 오래 사는 게 진정한 축복이라며 대부분 어르신은 건강하지 못한 채 오래 사는 유병장수에 대해서는 손사래를 친다. 최근에 높은 관심을 받는 용어가 '건강수명'이다. 건강수명은 기대수명에서 질병이나 사고로 인해 다른 사람의 도움을 받거나 누워서 지내야 하는 등 원활하게 활동하지 못하는 기간을 뺀 수명을 말한다. 그래서 건강수명은 건강하게 오래 사는 데 대한 지표로 사용된다. 보통 기대수명과 건강수명은 10년 정도 차이가 난다. 인생 말년의 10년을 아픈 상태로 다른 사람의 돌봄을 받으며 지내는 장면을 상상해 보라. 기대수명이 길어지는 것도 좋지만 건강수명을 최대한 늘리도록 중년에 들어서면 건강을 위해 노력하고 관심을 가지는 게 필수다.

남의 도움 없이 혼자서 활발하게 활동하려면 아무래도 하체의 힘이 필요하다. 노화의 위험 요소인 낙상과 골절을 피할 수 있고, 걸어서 주변을 잘 돌아다녀야만 사람들과 교류하며 즐겁게 살 수 있다. 의학박사 다니구치 유는 자신의 책 『보폭 5cm의 기적』에서 건강하게 오래 살고 싶다면 보폭을 넓게 걸으라고 조언했다. 다니구치 유는 2012년부터 도쿄도 건강장수의료센터에서 인지기능 저하와 치매에 관해 연구하며 실생활에서 치매 걱정 없이 오래 사는 법을 알리는 활동을 하고 있다.

건강에 좋은 보폭은

2012년 도쿄도 건강장수의료센터에서 65세 이상 노인 1,000명 이상을 대상으로 개개인의 보폭을 조사해 보폭이 '좁은 사람', '보통인 사람', '넓은 사람'의 세 그룹으로 나눠 연구했다. 이들을 대상으로 4년 동안 보폭이 인지기능 변화에 어떤 영향을 주는지 추적조사

했다. 이들 중 약 16.7%에서 인지기능 저하가 나타났다. 세 그룹 중에서 보폭이 '좁은 사람'에서 가장 많이 나타났고, '넓은 사람'에서 가장 적게 나타났다. 두 그룹의 인지기능 저하 위험률 차이는 3.39배다. 이 수치는 보폭이 좁은 사람이 보폭이 넓은 사람에 비해서 인지기능이 떨어질 위험이 3배 이상임을 보여준다.

일본과 해외에서 진행된 연구 결과, 짧은 보폭과 치매 발병과 관련된 뇌의 비정상적인 현상이 밝혀졌다. 뇌경색이나 뇌졸중, 뇌 위축과 같은 뇌의 변화가 보폭과 뇌 기능 모두에 영향을 미친다는 사실을 알게 되면서 보폭이 뇌의 상태를 나타내는 지표가 될 수 있다는 생각을 하게 되었다. 그렇다면 얼마 정도 보폭이 적당할까? 다마구치 유 박사는 나이와 성별의 구별 없이 65cm 정도가 적당하고 한다. 65cm가 딱히 감이 오지 않을 것이다. 횡단보도의 흰색 선을 편하게 넘을 수 있으면 65cm 이상을 걷는 것이다. 보폭은 한쪽 발뒤꿈치에서 다른 쪽 발뒤꿈치까지의 거리다. 발 크기가 200cm 이상이면 횡단보도의 흰색 선 폭은 45~50cm이므로 65cm를 넘는 보폭이 된다(45cm+20cm 이상=65cm 이상). 나이가 들수록 보폭이 좁아진다. 지금 횡단보도의 흰색 선을 쉽게 넘지 못하는 보폭이라면 현재 걸음에서 5cm 정도 더 늘여서 걸어보자. 지금보다 주먹 한 개 정도 더 넓게 걸어보면서 점차 늘려가는 것도 좋다. 아무리 좋은 활동이라도 자신의 건강 상태에 맞지 않으면 해가 된다.

보폭을 넓히면 얻는 이점

다마구치 유 박사는 보폭을 늘려 걸으면 여러 이점이 있다고 제시한다. 보폭을 넓히면 뇌와 다리 사이에 오가는 신경회로를 자극하기 때문에 뇌 기능이 활성화된다. 평소에 사용하지 않는 넓적다리와 종아리 근육, 척추와 다리를 연결하는 근육을 자주 사용하므로 근육에 활력이 생긴다. 심폐기능이 향상되고 혈관에도 탄력이 생긴다. 그리고 등을 쭉 펴고 시선이 높아져 건강한 인상을 주고 기분도 좋아지게 된다는 점을 들었다.

다마구치 유 박사 외에도 일상생활에서 건강을 지키는 방법으로 '걷기' 예찬을 하는 사람이 많다. 걷기는 편한 운동화만 신으면 어디서나 쉽게 시작할 수 있는 안전한 유산소 운동이다. 바른 자세로 걷기를 꾸준히 실천하면 심폐기능과 혈액 순환이 좋아져서 심혈관 질환 예방에 좋다. 당뇨, 고지혈증, 고혈압 예방에도 효과가 있는 것으로 알려져 있다. 걷기가 몸에만 좋은 것은 아니다. 걷기는 스트레스를 완화하는 데 도움이 된다. 심지어 걸으면서 명상하며 얻는 심리적 효과도 있으니 '걷기'는 심신 건강에 좋은 활동이다.

머릿속 안개 특보,
두뇌 건강에 유의

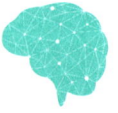

 "안녕하세요. 기상청 날씨 예보 분석관 OOO입니다. 내일은 따뜻한 공기가 찬 서해상으로 유입되면서 서해안을 중심으로 짙은 안개가 끼는 곳이 있겠으니, 교통안전 및 해상 안전사고에 유의하시기를 바랍니다."이런 날씨 예보를 듣고 크게 신경 쓰는 사람은 별로 없다. 하물며 기상청 기상특보 발표 기준에 강풍, 풍랑, 호우, 대설, 건조, 폭풍해일, 한파, 태풍, 황사, 폭염 등의 내용은 있어도 안개는 해당 없다. 그렇다고 안개의 위험성을 무시할 수 없다. 2015년 2월 11일 인천 영종대교에서 짙은 안개로 차량 106여 대가 추돌한 사고가 발생했다. 공식 집계된 당시 사상자 수는 사망 2명, 부상 130명이다. 마치 전쟁 같은 상황이 영종대교 위에서 벌어진 것이다. 짙은 안개에 많은 사람이 속수무책으로 무기력하게 교통사고 현장으로 빨려 들어갔다. 짙은 안개에는 교통안전에 유의해야 한다. 안개 짙은 날 운전하면 상황 판단이 쉽지 않아 길을 잃어버릴 것 같아 조마조마하다. 머릿속에도 마음을 어수선하게 하고 생각을 방해하는 안개가 있다. 머릿속 짙은 안개에는 두뇌 건강에 유의해야 한다.

서울시는 해마다 '한강 멍때리기 대회'라는 이색적인 이벤트를 열고 있다. 2024년은 5월 12일 반포한강공원에서 열렸다. 무념무상, 아무것도 하지 않는 사람이 1등이 되는 재미있는 이벤트다. 대회 참가자는 90분 동안 어떤 행동도, 아무 생각도 하지 않고 멍한 상태를 유지한다. 이런 이벤트의 성공 개최에서 바쁜 삶에 지친 사람들이 얼마나 마음의 여유를 갈망하는지 엿볼 수 있다. 각자 하루를 되짚어 보라. 대부분 눈을 뜨면서 끊임없이 무언가를 하며 보낸다. 특별히 할 일이 없으면 스마트폰을 손가락으로 쓸어올리며 시간을 보낸다. 현대인은 하루에 너무 많은 일을 하며 살아간다. 주변 환경의 변화를 예측하기 어렵고 미래도 불확실한 시대를 살고 있다. 그래서 현대인은 스트레스라는 말을 입에 달고 산다. 특히 본인이나 가족의 질병, 죽음, 이혼, 결별, 실직 등 인생의 큰 사건을 만나면 스트레스가 감당하기 힘든 상태에 도달한다. 이때는 마치 안개 속을 걷듯이 생각의 방향을 못 잡고 정신이 멍해지고 무기력해진다. 이렇게 머릿속이 멍해지는 상태를 '브레인포그(Brain Fog)'라고 한다.

브레인포그의 원인, 만성 스트레스

스트레스 자극에 대한 투쟁-도피 반응(Fight or Flight Response)은 원시 조상으로부터 물려받은 생존 메커니즘이다. 길에서 맹수를 만난 인류 조상은 발 빠르게 도망가든지 아니면 처절하게 싸우든지 해야 했다. 도망을 가든 싸우든 뇌는 다음 행동을 위해 몸을 최적 상태로 신속히 만든다. 이를 위해 뇌는 코르티솔, 아드레날린 등 스트레스 관련 호르몬과 신경전달물질을 분비해 몸의 상태를 조절한다.

사람의 뇌는 스트레스 요인을 감지하면 감정처리를 담당하는 편도체가 시상하부에 즉각 신호를 보낸다. 시상하부는 스트레스 요인에 대처하도록 교감신경계를 작동시키고, 그 결과 몸이 반응하기 시작한다. 호흡은 빨라지고 심장박동, 맥박, 혈압이 오르고 소화는 느려진다. 뇌는 오직 스트레스 요인에 대처하기 위해 모든 에너지를 동원한다. 스트레스 요인이 사라지면 부교감신경이 작동해서 다시 평소 상태로 돌아온다. 사람마다 정도의 차이는 있지만 일시적으로 크고 작은 스트레스가 수시로 생겼다 사라진다. 스트레스 해소를 잘하는 사람에게 이러한 단기 스트레스는 뇌 건강에 큰 영향을 미치지 않는다. 그러나 질병, 실직, 지인의 죽음, 이혼과 같이 인생의 주요 사건과 위기, 육아 스트레스, 직장 내 스트레스 등 장기적으로 힘든 상태에서 생겨나는 만성 스트레스는 뇌 건강에 안 좋다. 만성 스트레스에 시달리는 사람은 코르티솔, 아드레날린 등의 스트레스 호르몬과 신경전달물질이 계속 분비되는 사람이다. 스트레스 호르몬은 해마 등 학습과 기억을 관장하는 뇌 영역에 영향을 주어 집중력, 주의력, 학습을 위한 기억력을 감퇴시킨다. 만성적으로 높은 코르티솔 수치는 우울감, 기억력 및 집중력 감퇴, 불면증, 멍한 상태와 관련 있다. 그래서 만성 스트레스는 브레인포그의 주요 원인이다.

안개 속에서 헤매는 듯한 몽롱한 상태에 시달리다 보면 집중하기도 어렵고, 기억력도 떨어지며, 마음은 무겁고 어수선해진다. 생각은 방향을 잃어 명확한 판단을 내리는 데 자신감이 없고 무기력해진다. 더 나아가 삶의 보람이나 의미를 느끼기 어려워진다. 브레인포그는 뇌 건강 위협을 넘어 대인관계를 꼬이게 하고 인생의 탄탄대로에 굴곡을 만든다. 브레인포그는 의학적인 문제라기보다는 주변 환경 문제에 원인을 두고 있다. 소소한 스트레스 없이 사회 일원으로 살아가기 힘들다. 자기와 생각이 다르고 생활 방식이 다른 사람들과 함께하다 보면 크고 작은 충돌은 늘 생기기 마련이다. 국이 보글보글 끓다가 어느 시점이 지나면 미처 손쓸 새도 없이 갑자기 확 끓어 넘쳐 낭패를 본다. 마찬가지로 소소한 스트레스가 누적되면 만성 스트레스로 쌓여 자신이 감당할 수 있는 한계를 넘어 건강이 상한다. "스트레스 쌓인다"며 자주 스트레스를 호소하는 사람은 이미 스스로 자신이 한계 지점에 이르렀다는 것을 인지한 것이다. 이미 브레인포그가 진행되는 것을 감지하고 뭔가 이 상황을 벗어나야 한다는 생각이 든 것이다.

그럼, 머릿속 안개를 걷어낼 방법은 없는가? 환경적인 요인 문제로 브레인포그를 접근해 보면 브레인포그를 사라지게 하는 방법에 대한 힌트를 얻을 수 있다.

시원하게 머릿속 안개를 걷어내자

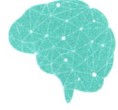

"어차피 안될 텐데…" 라는 생각으로 일을 하다 보면 정말 안 되는 경우를 자주 경험한다. 오랫동안 스트레스 상황에 놓이면 그 스트레스를 극복하려고 애쓰다가 실패하는 행동 루틴을 반복한다. 이렇게 부정적인 패턴을 반복하면 자기실현적 예언이 되고 만다. 벗어날 수 없는 쳇바퀴 인생을 산다는 느낌이 들며 무기력해지고, 점차 무력한 자신에게 익숙해진다. 그리고 쳇바퀴에서 내려올 수 있는데도 습관처럼 쳇바퀴를 돌리며 산다. 브레인포그(Brain Fog)를 느끼는 사람들은 쉽게 피로감을 느끼고 현재의 삶에 집중하지 못한다. 그래서 자연스레 '학습된 무력감'에 빠진다. 안될 일에 에너지 쓰기 싫다며 시도도 하기 싫어 한다. 만사가 귀찮다.

학습된 무력감

긍정심리학의 창시자인 마틴 셀리그만(Martin Seligman) 박사는 동물실험을 통해 '학습된 무력감(Learned Helplessness)'을 알아냈다. 학습된 무력감은 개인이 반복적인 실패나 통제를 상실한 경험을 겪으면, 상황을 벗어날 능력이 있음에도 불구하고 스스로를 무기력하게 느끼며 행동을 멈추는 현상이다. 셀리그만 박사는 개를 세 그룹으로 나눠 실험했다. 첫 번째 그룹의 개들은 전기 충격을 받지 않았고, 두 번째 그룹의 개들은 충격을 받았으나 레버를 눌러 충격을 멈출 수 있도록 했다. 반면, 세 번째 그룹의 개들은 레버를 눌러도 충격을 멈출 수 없도록 했다. 세 번째 그룹의 개들은 충격을 피할 수 없다는 사실을 학습한 후 충격을 피할 수 있는 상황임에도 더 이상 시도하지 않고 무기력한 상태에 머물렀다. 이를 통해 셀리그만 박사는 특정 상황에서 벗어날 수 없다고 학습한 존재는 스스로 더 이상 탈출을 시도하지 않는다는 결론을 도출했다.

사람도 마찬가지다. 예를 들어 지속해서 실패를 경험하거나 외부 환경에 대한 통제감을 상실한 사람은 자신이 아무리 노력해도 결과를 바꿀 수 없다고 생각해 결국 새로운 기회를 앞두고도 도전하지 않거나 자신의 잠재력을 발휘하지 못한다. 셀리그만 박사는 후속 연구를 통해 낙관주의와 긍정적 사고가 '학습된 무력감'에 빠진 사람들에게 도움이 된다고 밝혔다. 비록 '학습된 무력감'은 극복이 어렵고 벗어나는 데 시간이 걸릴 수 있다. 하지만 충분히 가능하다. 작은 목표를 설정하고 성취감을 경험하는 데서 출발해 긍정적인 사고와 자아 효능감을 키우고, 주위 사람들과의 관계에서 지지와 격려를 얻으며, 통제할 수 있는 부분에 집중하는 것이 중요한 해결책이다. 이 모든 과정에서 '학습된 무력감'을 벗어나는 가장 중요한 열쇠는 서두르지 말고 자기 자신을 격려하는 일이다.

브레인포그를 걷어내려면

브레인포그에서 벗어날 수 없다고 그냥 손 놓고 있는가? 이제 브레인포그를 걷어낼 궁리를 해보자. 브레인포그는 현대인들이 자주 겪는 증상 중 하나로, 명확한 사고력 저하, 집중력 저하, 기억력 감퇴, 피로감 등을 동반한다. 일반적으로는 피로감, 스트레스, 영양 불균형, 수면 부족 등이 브레인포그의 원인이다. 특히 현대 사회의 빠른 속도와 디지털 기기 사용의 증가로 인해 이러한 증상을 경험하는 사람이 많아지고 있다. 브레인포그에 푹 빠지면 '학습된 무력감'에 쉽게 빠진다. 브레인포그가 잔뜩 낀 쳇바퀴 인생에서 내려와야 한다.

미국 워싱턴에서 임상심리학자로 활동하며 관련 책을 쓴 질 P. 웨버(Jill P. Weber) 박사는 브레인포그에서 벗어나 자기 삶에 몰입과 집중을 되찾는 방법을 다음과 같이 제시했다.

우선, '자신의 현재 상태를 제대로 이해하는 것'이 스트레스에 대처하고 브레인포그를 벗어나는 첫걸음이다. 아무리 힘든 상황에서도 자기가 통제할 수 있는 부분은 분명히 존재한다. 그 부분을 찾아 먼저 변화를 시도해 보자.

두 번째로 '무력한 뇌를 깨우라'고 한다. 뇌는 적응하고 성장하는 능력을 갖고 있다. 변화하려는 방향으로 습관화하라. 숙달된 행동은 뇌에 영향을 미친다. 새로운 행동을 계속 실천하면서 무력감을 극복한다면 브레인포그에 벗어나게 하는 길이 보일 것이다.

세 번째로 '고립에서 빠져나오라'고 한다. 인간관계라는 인생 구명조끼를 입으라고 조언한다. 살아가는 데 인간관계는 필수다. 타인과 대화하며 서로 속내를 털어놓은 일은 브레인포그를 극복하는 데 효과적이다.

네 번째로 '회피라는 자기학대에서 벗어나라'고 한다. 감정은 그저 감정일뿐이다. 브레인포그는 감정을 회피할수록 더 악화한다. 자기 감정을 이해하고 표현하는 것이 중요하며, 힘든 감정도 대화하며 자기 느낌을 이해하고 감정을 더 빠르게 수용할 수 있다. 웨버 박사는 감정의 세계를 회피하지 않고 가까이 다다가면 삶에 더 집중할 수 있다고 말한다.

다섯 번째로 '건강한 마음을 위한 루틴을 만들라'고 한다. 브레인포그를 걷어내기 위해서는 스트레스를 완화하는 운동, 휴식, 충분한 숙면, 몸에 좋은 식단 등 건강한 생활 습관이 필요하다.

여섯 번째로 '잠시 멈추기를 하라'고 한다. 생각의 속도가 느려질수록 현실을 선명하게 바라볼 수 있다고 조언한다.

일곱 번째로 '마음 챙김을 하라'고 한다. 지금, 여기에 머무르며 자신에게 집중하는 것이다. 과거 일에 연연하며 곱씹거나, 미래에 일어날지 알 수 없는 일에 미리부터 짐작하며 현실을 살 수 없다. 늘 허둥지둥하며 시간의 흐름에 휘둘리고 만다. 사람은 현재를 사는 것이다. 마음 챙김을 잘 실천하면 시간이 흐를수록 차분해지고 스트레스도 줄어든다.

여덟 번째로 '내면의 자아와 한 팀 이루기를 하라'고 한다. 뇌는 '부정적 편향'을 갖고 있어 긍정적 경험보다 부정적 경험을 더 잘 반복하고 재생하는 경향이 있다. 뇌의 부정적 회로가 그대로 유지되는 이유는 자기 가치를 부정하는 이야기를 반복해서 되뇌기 때문이다. 자신에게 긍정적인 이야기를 들려주면 새로운 뉴런 패턴이 만들어진다. 이런 새로운 행동을 할수록 뇌는 전보다 더 쉽게 긍정적인 자기 감정을 떠올린다. 내면 깊은 곳에서 자신이 기대고 싶던 말, 어려움을 이겨내도록 하는 자존감을 올려주는 말, 긍정적인 말 등을 스스로에게 하라고 조언한다.

 아홉 번째로 '방전된 뇌를 재충전하라'고 한다. 즐거운 놀이와 취미를 갖고 유쾌한 경험을 자주 하며 특히 즐겁게 몰입하는 시간을 자주 가져야 한다. 웨버 박사는 브레인포그에서 벗어나 자기 삶으로 돌아오는 마지막 단계로 즐거움과 기쁨을 들여놓을 여유 공간을 만들라고 한다.

 열 번째로 '브레인포그와 작별하기'를 제시한다. 지금까지의 경험과 후회는 내려놓고 새출발할 마음의 준비가 됐다면 당장 실천하라고 조언한다.

챗바퀴 인생에서 벗어나고 싶은가? 챗바퀴 아래로 한 발 내밀어 보자. 발이 바닥에 안 닿아서 실패했는가? 발을 내밀려고 용기를 낸 것만으로 충분하다. 다음번에는 더 길게 발을 내밀 수 있을 것이다. 그리고 조만간 발을 땅에 딛고 챗바퀴를 멈추어 삶의 방향을 바꿀 수 있을 것이다. 나이키의 유명한 슬로건인 "Just Do It"처럼 "그냥 해!".

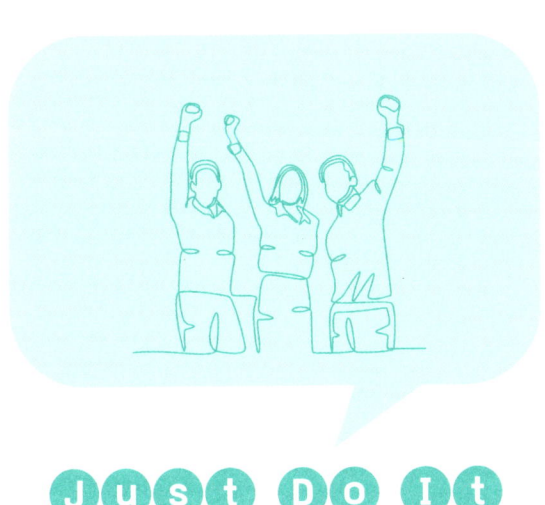

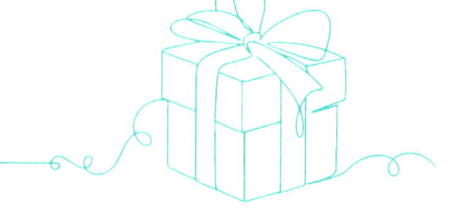

레이건 대통령의
마지막 선물

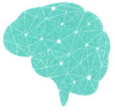

2024년 11월 5일은 미국 60번째 대통령을 뽑는 날이었다. 남의 나라 대통령 뽑는 데 웬 관심이냐고 하겠지만, 잦은 말실수로 치매 상태인지 의심을 받아온 바이든 대통령이 나이와 건강 문제로 압박을 받아 후보에서 사퇴하는 모습을 보니 치매가 사회 문제를 넘어 정치 문제까지 영향을 미칠 수 있겠다는 생각이 들었다. 전 세계에 큰 영향을 끼치는 지도자의 정신 건강 문제는 세계 평화에도 영향을 끼치겠다는 생각까지 한다면 너무 멀리 나간 것일까?

세월 앞에서는 그 누구도 건강 문제에 자유로울 수 없다. 만인의 사랑을 받아온 유명인의 치매 투병 소식은 많은 사람을 안타깝게 한다. 배우에서 미국의 대통령으로 그리고 냉전 종식을 이끈 세계적 지도자로 기억되는 고(故) 레이건 대통령도 치매를 피해 가지 못했다.

레이건 대통령의 치매

미국 제40대 대통령 로널드 레이건은 정치, 경제, 외교 모든 면에서 20세기 미국을 상징한다. 사람들은 그를 냉전 종식, '레이거노믹스(Reaganomics)'로 불리는 보수 경제 정책, 그리고 자유주의적 가치 수호의 상징적 리더로 기억하고 있다. 1994년 11월 5일, 로널드 레이건은 서신을 통해 가족과 국민에게 감사의 마음을 전하며, 알츠하이머병 진단 사실을 대중에게 직접 알렸다. 한 시대를 좌지우지하던 사람이 알츠하이머치매에 걸렸음을 알리는 일은 쉽지 않았을 것이다. 치매 사실을 발표하는 서신에서 그의 생각을 엿볼 수 있다.

"친애하는 국민 여러분!

나는 최근에 알츠하이머병에 걸린 수백만 미국민 중의 한 명이 되었다는 이야기를 들었습니다. 낸시와 나는 이 사실을 우리의 개인적인 비밀로 할 것인가 아니면 여러 사람에게 알릴 것인가를 결정해야 했습니다.

예전에 낸시는 유방암을 앓은 적이 있었고 나는 암 수술을 받았습니다. 이때 우리는 이런 사실을 세상에 알림으로써 이 병에 대한 관심을 높일 수 있다는 것을 알았고, 그 결과로 더욱 많은 사람이 검사받았기에 기뻤습니다. 그들은 암 초기에 치료를 받았고 정상적이고 건강한 생활로 돌아갔습니다. 그래서 지금 우리는 이러한 사실을 여러분과 나누는 것이 중요하다고 생각합니다. 내가 알츠하이머병에 걸렸다는 사실을 여러분들에게 알림으로써 이 병에 대한 많은 관심이 일어나기를 진심으로 바랍니다. 이렇게 함으로써 이병으로 고생하는 환자와 그 가족들에 대한 이해를 높일 수 있을 것입니다."

레이건 대통령 서신 중

레이건 대통령의 치매는 단순히 한 개인의 비극적인 일이 아닌 치매에 대한 사회적 인식을 전환했다. 발표 당시만 해도 치매, 특히 알츠하이머병은 대중적으로 논의되지 않던 질병이었으며, 많은 환자와 가족에게 사회적 낙인이 찍혀 병을 숨기려는 경향이 있었다. 그 때문에 레이건의 공개 선언은 알츠하이머병과 같은 인지기능 질환에 대한 사회적 인식에 큰 변화를 불러왔다. 치매 진단 사실을 발표한 당시 레이건 대통령은 83세의 고령이었다. 이미 대통령직을 떠난 지 5년이 지난 시기다. 그의 발표는 전 세계적으로 이목을 끌었다, 일부 사람들은 그가 대통령으로 재임하던 시기에도 치매 초기 증상이 있었을 것이라는 논란을 일으켰다. 그의 말실수나 기억력 저하와 같은 행동들이 치매의 전조였다고 추측했다. 하지만 당시에는 노화로 인한 자연스러운 변화로 치부되었고, 알츠하이머라는 질병의 심각성에 대한 인식은 크지 않았다.

참으로 길고 긴 이별

레이건 대통령의 서신에는 앞으로 자신의 투병으로 인해 고통을 겪을 아내와 가족에 대한 걱정이 묻어 있다. 그리고 공인으로 사는 삶을 내려놓고 자연인으로서 홀연히 인생을 마무리할 황혼기로 여행을 떠난다는 이야기로 대중 앞에 나타나지 않을 것임을 알렸다.

"내가 앓고 있는 알츠하이머병이 점차 심해지면 가족들이 힘든 고통을 겪을 것입니다. 나는 내 아내 낸시를 이 고통스러운 경험에서 구할 수 있는 방법이 있기를 바랍니다. 그때가 오면 여러분의 도움으로 그녀는 믿음과 용기를 가지고 굳게 맞설 것이라고 믿습니다.

마지막으로 나에게 이 나라의 대통령으로 일한 큰 영광을 준 여러분께 감사합니다. 언제일지는 모르나 하나님께서 당신의 집으로 나를 부를 때, 나는 조국에 대한 깊은 사랑과 조국의 장래에 대한 영원한 희망을 품고 떠날 것입니다. 이제 나는 내 인생의 황혼기로의 여행을 시작합니다. 미국의 앞날에는 항상 밝은 아침이 있을 것임을 믿습니다.

감사합니다. 친구들, 신의 축복이 있기를 기원합니다."

로널드 레이건

낸시 여사는 저서 『I Love You Ronnie』에서 치매를 "참으로 길고 긴 이별"이라며 레이건 대통령이 치매로 기억력을 상실하고 낸시 여사와 의사소통하지 못하게 되는 투병 과정의 어려움을 토로했다. 낸시 여사는 치매에 대해 "점점 더 악화하는 질병"이라며 "나빠지는 것 외에 길이 없으며 터널 끝이 보이지 않는다"고 말했다. 낸시 여사는 남편의 곁을 떠나지 않고 헌신적으로 레이건 대통령의 황혼기 여행에 함께했다.

마지막 선물

레이건 대통령은 재임 시절 냉전 종식에 중요한 역할을 하며 세계 평화에 기여하는 등 여러 정치적 유산을 남겼다. 그리고 퇴임 후에는 자신의 치매 진단 공개라는 선물을 마지막으로 대중에게 남겼다. 그의 선물은 미국뿐만 아니라 전 세계가 치매에 대한 대중의 관심을 끌어올린 계기가 되었다. 당시 치매는 비교적 알려지지 않은 질병이었으며, 이를 앓는 환자들은 종종 부끄러움과 사회적 낙인 속에서 고립되었다. 그러나 레이건 대통령이 이 병을 공개함으로써, 사람들은 치매를 보다 현실적인 문제로 인식했다.

치매는 단순히 개인의 문제가 아니라 사회 전체가 함께 극복해야 할 과제임을 깨닫게 된 것이다. 그의 투병 과정에 관한 이야기는 치매 환자들에게 용기를 주었고, 치매를 둘러싼 편견을 줄이는 데 큰 역할을 했다. 레이건 대통령이 남긴 마지막 선물인 이 메시지는 치매와의 싸움이 단순한 기억 상실 이상의 도전임을 새겨 주었다.

용기 있는 뮤지션의
빛나는 굿바이 투어

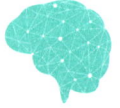

　음악은 타임머신이다. 어르신들은 한순간에 자신의 기억을 소환한다. 어르신 수업에서는 회상 활동을 빼놓을 수 없다. 이미지, 글, 영상 등 여러 방법으로 다양한 이야기 멍석을 펼쳐 드릴 수 있지만, 뭐니 뭐니 해도 음악만 한 것이 없다. 인생의 가장 아름답고 자신감 넘치던 그 시절 음악을 틀어드리면 온갖 즐거운 이야기가 술술 나온다. 몇 년 전에 팝 음악 「Today」의 가사인 "Today, while the blossoms still cling to the vine"를 읊조리다 그다음 가사를 모르니 허밍으로 흥얼거리며 수업 준비를 하고 있었는데, 어르신 한 분이 다가와 젊은 사람이 어떻게 글렌 캠벨(Glen Campbell)을 좋아하냐고 물으셨다. 사실 그 노래를 부른 가수 이름이 글렌 캠벨인 줄 몰랐다. 우리나라에서는 존 덴버(John Denver)의 노래로 더 알려져 있는

데, 원곡은 뉴 크리스티 민스트렐스(The New Christy Minstrels)라는 포크 그룹이 발표했다. 그냥 오래전 어디선가 이 노래를 들었고 듣기 좋아 기억나는 멜로디 부분만 흥얼거린 것뿐이다. 그날 어르신들을 옛 음악 타임머신에 태우고 50분간 신나게 시간 여행을 했다.

치매를 겪어도 당당했던 뮤지션, 글렌 캠벨

글렌 캠벨(1936-2017)은 미국의 전설적인 싱어송라이터이자 기타리스트다. 「Rhinestone Cowboy」, 「Gentle on My Mind」, 「Wichita Lineman」 등 여러 히트곡을 남겼다. 특히 「Time」은 미국보다는 한국에서 더 큰 사랑을 받았다. 내가 흥얼거린 「Today」도 한국인이 좋아하는 명곡이다. 컨트리와 팝을 넘나드는 음악으로 많은 팬의 마음을 위로했고, 미국 음악에 큰 영향을 끼쳤다. 뛰어난 기타 연주 실력으로 많은 뮤지션과 협업한 멋진 아티스트다. 이렇게 뮤지션으로 활발하게 활약하던 글렌 캠벨은 2011년 알츠하이머병 진단을 받았다. 그는 대중에게 이 사실을 알리고 음악 활동을 계속했다. 자신의 투병 과정을 대중과 공유하며 치매에 대한 사회적 낙인을 줄이고 치매에 대한 인식을 개선하는 데 큰 역할을 했다. 알츠하이머병 진단 이후 그는 음악의 힘과 가족의 사랑을 통해 용기 있게 치매를 경험하는 삶을 이어갔다.

캠벨은 음악에 대한 열정으로 마지막 투어를 기획했다. 2011년부터 2012년까지 425일 동안 약 150회 공연을 했으며, 카네기 홀(Carnegie Hall)과 할리우드 볼(Hollywood Bowl) 등에서 투어 공연을 이어갔다. 공연하는 동안 가족이 항상 함께하며 그를 보살폈다. 비록 공연 중 몇 번의 가사 실수와 연주가 중단되는 등 혼란스러운 순간도 있었지만, 관객들은 그에게 아낌없는 응원을 보냈고 감동받았다. 그는 알츠하이머와 같은 질병도 삶의 일부로 받아들이고 즐길 수 있다는 메시지를 전했고, 치매 환자와 그 가족에게 용기를 주었다.

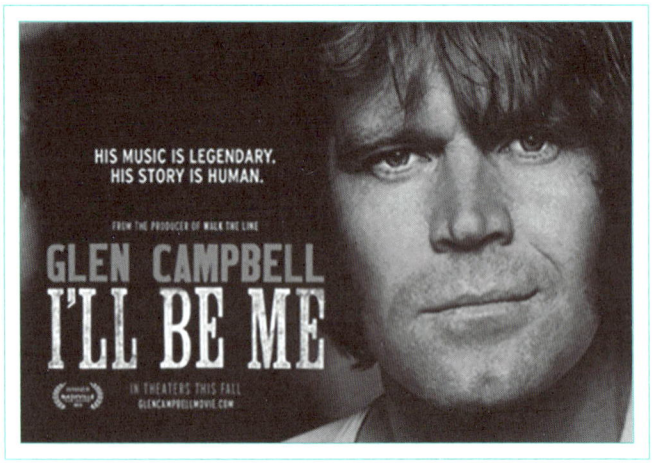

2014년 다큐멘터리 영화 「Glen Campbell: I'll Be Me」 포스터
https://en.wikipedia.org/w/index.php?curid=44364018

글렌 캠벨과 그의 가족은 알츠하이머병과의 투병 과정을 다큐멘터리 「Glen Campbell: I'll Be Me」에 담았다. 이 다큐멘터리는 투어 중 그의 투병 과정과 점점 병이 진행됨에 따라 변화하는 모습을 담고 있다. 이 다큐멘터리는 치매 환자와 그 가족들이 겪는 어려움을 그대로 보여주며, 알츠하이머병에 대한 인식을 바꾸었다. 그리고 치매 환자에게 가족의 지지와 사랑이 얼마나 중요한지를 전달했다. 글렌 캠벨의 Goodbye Tour와 음악 활동은 치매 환자에게 음악이 어떤 역할을 하는지 보여준다. 치매로 인해 말과 기억을 잃어 가지만, 음악은 자신의 정체성을 지키고 감정을 표현하는 수단으로 작용한다. 글렌 캠벨의 빛나는 마지막 여정은 치매 환자가 음악치료를 통해 기억 자극, 정서적 안정과 자기표현의 기회를 가질 수 있다는 것을 잘 알려준다.

1970년대를 라떼 시절로 기억하는 어르신

1970년대에 많은 사랑을 받은 글렌 캠벨의 「Time」(1969년 3월 발매) 가사를 보면, 미국보다 한국에서 더 큰 사랑을 받았다는 게 수긍이 간다. 그 시절 한국은 급속한 경제 성장과 산업화가 이루어졌지만, 정치적 억압과 사회적 갈등이 극심했다. 유신 체제로 대통령의 권한이 강화되면서 민주화 운동이 본격화했고, 사회적 불만이 커지면서도 경제 성장의 발판이 만들어졌다.

Some people run Some people crawl

Some people don't even move at all

어떤 사람들은 달리고, 어떤 사람들은 기어가고,

어떤 사람들은 아예 움직이지 않아요.

Some roads lead forward

Some roads lead back

어떤 길은 앞으로 나아가게 하고,

어떤 길은 뒤로 돌아가게 하죠.

Some roads are bathed in white and some wrapped in black

어떤 길은 하얀 빛으로 물들고, 어떤 길은 검은색으로 감싸여 있어요.

Some people never get and some never give

어떤 사람들은 절대 받지 못하고, 어떤 사람들은 절대 주지 않죠

Some people never die and Some never live

어떤 사람들은 죽을 수도 없고, 어떤 사람들은 살 수도 없어요.

Some folks treat me mean
Some treat me kind

어떤 사람들은 나를 함부로 대하고,
어떤 사람들은 친절하게 대해줘요.

Most folks just go their way and don't pay me any mind

대부분 사람은 자기 길을 가고, 나에게는 관심을 주지 않아요.

Time, oh good good time Where did you go?

아, 그 좋은 시간은 어디로 갔을까?

풍전등화처럼 치매를 마주한 어르신들이 "Time, oh good good time. Where did you go?"라는 물음에 "Here and now"라고 자신감 있게 말하고 하루하루를 건강하고 소중하게 살아가시면 좋겠다.

찰나의 빛으로 남아 있는
'그때 그 기억'

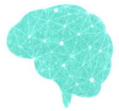

2024년 12월 3일은 날짜를 기억하기도 쉽게 123이다. 그날 온 국민이 몇 시간 동안 머릿속에 번개가 친 것 같은 큰 충격을 경험했다. 대한민국 사람에게 이날은 2024년 '그때 그 사건'으로 남을 것이다. 너무 충격적이고 격한 감정을 불러일으킨 경험은 관련한 작은 단서에도 찰나의 빛이 스치듯 떠올리게 되는 섬광기억(閃光記憶)으로 남는다. 어쩌면 먼 훗날 치매를 겪더라도 늦게까지 기억하게 될지 모를 일이다.

2024년 12월 4일 '그때 그 기억'으로 남을 만한 일이 벌어졌다. 12월 4일 이른 새벽까지 잠을 못 자고 오후에 '긍정언어'를 주제로 어르신 집단상담 프로그램을 진행하기 위해 집을 나섰다. 가는 내내 '이미 계엄을 두 번 겪은 세대를 만나러 가니 무슨 말을 해야 할까?'라는 생각으로 머리가 복잡했다. 즐거운 기억을 나누며 긍정언어에 관한 내용을 잔뜩 준비했는데, 하필이면 이런 일이 일어났다며 푸념했다. 계엄에 대한 무서운 기억이 많은 세대인데…. 걱정이 앞섰다. 역시 예상대로 수업이 시작되자 어르신들은 저마다 예전 계엄에 대한 생생한 기억을 떠올리시며 무서웠던 감정과 기억을 풀어내셨다. 힘든 기억을 뒤로 하고 세상이 바뀐 이야기를 주로 하며 긍정적인 주제와 분위기로 수업을 마쳤다. 여하튼 남녀노소를 막론하고 2024년 12월 3일은 대부분 비슷한 섬광기억을 갖게 되었다.

내 인생의 작게 빛나는 순간, 오래오래

기억에는 섬광기억, 일화기억, 의미기억, 근육기억 등 여러 종류가 있다.

> ☐ **섬광기억**(閃光記憶): 특별한 사건에 대한 기억. 다양하고 선명한 정보를 담고 있으나 기억이 정확하지는 않다.
>
> ☐ **일화기억**(逸話記憶): 개인이 가지고 있는 특정 상황이나 일화에 관한 기억. 어떤 상황을 겪음으로써 가지게 되는 장기 기억이다.

> ☐ **의미기억(意味記憶)**: 경험에 의한 기억이 아닌 일반적인 개념에 관한 기억. 전자가 특정한 날짜나 장소에 관계된 정보임에 비해, 후자는 날짜나 장소에 관계가 없는 정보의 기억이다.
> ☐ **근육기억(Muscle Memory)**: 일종의 절차 기억으로서, 반복을 통해 특정한 움직임의 수행력을 강화시키는 작용이다. 운동 기능 학습(Motor Learning)이라고도 한다.

살면서 겪는 일의 시기와 장소 등 다양한 재료로 엮은 일화기억은 한 사람의 인생에 역사가 된다. 역사책이 긴 역사에서 의미 있고 강렬한 사건을 담듯이 인생 역사책도 마찬가지다. 물론 매 순간의 경험이 의미가 있지만 모든 경험이 기억으로 남지는 않는다. 그중에는 평생 기억하는 것도 있고. 몇 분도 못 가서 기억에서 사라지는 것도 있다. 그렇다면 어떤 것들이 먼 훗날 꺼내 볼 수 있는 기억이 될까?

뇌는 지루하거나 익숙한 것에는 흥미가 없고, 감정을 자극하거나 뜻밖의 일에는 큰 관심을 보인다. 이런 일들은 뇌의 편도체를 자극하여 해마에게 신호를 보내서 자세하고 오래 남고 쉽게 꺼내올 수 있는 강한 기억을 만든다. 그래서 일상에서 반복되는 일은 뇌에 오래 남기 어렵다. 예를 들어, 평범하고 단순한 저녁 식사는 먼 훗날 기억하지 못한다. 그러나 결혼 프러포즈를 받은 저녁 식사, 첫 데이트로 함께한 저녁 식사 등 인생의 첫 경험으로 감정을 크게 자극하고 의미 있는 저녁 식사에 대해선 소상히 기억하게 된다. 10년 전 12월 3일에 무엇을 했는지 기억해 보라. 특별한 날이 아니었다면 아마 평범한 하루를 보냈을 거로 생각할 것이다. 그러나 2024년 12월 3일은 다수의 국민이 잠을 설친 날로 기억할 것이다.

살아갈 날보다 살아온 날이 훨씬 많은 나이가 되면 옛날이야기를 자주 한다. 그래서 나이가 들어 행복한 추억을 많이 가진 사람은 좋은 인생을 살았다고 할 수 있다. 그렇다고 남들의 귀를 쫑긋하게 하는 드라마틱한 섬광기억으로 가득한 인생을 살 필요는 없다. 그 역시 굴곡 많은 힘든 인생일 수 있다. 소소하고 편안한 일화기억이 많은, 추억 넘치는 삶을 살아가는 것이 행복한 인생이라는 생각이 든다. 그럼, 평범한 나의 하루를 어떻게 일화기억으로 인생 노트 한 페이지에 적어둘 수 있을까? 영화로 제작된 『스틸 앨리스』의 저자이며 신경과학자 리사 제노바(Lisa Genova) 박사는 평범한 일상을 기억에 남기는 방법으로 '일상에서 벗어나기', '모바일 기기를 끄고 세상을 보기', '느끼기', '되뇌기', '일기 쓰기' 등을 제시했다. 나도 치매 예방 활동 질문을 받으면 늘 뇌가 신나는 활동을 하라며 비슷한 제안을 하고 있다.

앞서 말했지만 뇌는 지루한 일에는 자극이 덜 되니, 심심한 뇌를 가끔 놀라게 할 필요가 있다. 일상에서 벗어나 새로운 일을 하면 뇌에 자극이 전달된다. 다른 길로 가서 길을 잃어버려 고생한 경험도 몸은 피곤할지 모르지만 뇌는 아마 신이 날 것이다. 여행을 가는 것도 즐거운 방법이다. 늘 먹던 메뉴 말고 처음 먹어보는 음식이나 식당에 도전해 보자. 오랫동안 연락하지 못한 지인에게 연락해 보자. 그날 역시 그 전날과는 다른 하루가 될 것이다. 당장 만나는 약속을 해보는 것도 좋다. 그러면 또 다른 하루를 만들 수 있다. '세계는 넓고 할 일은 많다'고 했는데, 늘 익숙한 장소와 일만 편해서 좋다고 머무르지 말고 좀 불편할지 몰라도 새로운 일에 송송 도전하자.

내가 하는 집단상담에서 빼놓지 않는 활동이 '감사일기' 쓰기다. 매일은 못하더라도 일주일에 세 번 이상은 한두 줄 정도 그날 기억나는 일을 쓰고 감사의 말을 쓰는 활동이다. 그리고 집단상담에서 이전 주 가장 감사한 날에 대해 나눔 활동을 한다. 효과가 매우 크다. 꽤 오랫동안 한두 줄의 '힐링 일기'를 써오고 있다. 매일 실천은 어렵지만 작은 수첩을 가까이 두고 생각날 때마다 쓴다. '힐링 일기'

를 쓰다 보니 감사한 시간이 참 많은데도 그냥 흘려보내고 살아간 다는 것을 깨닫는다. 이런 글쓰기 활동은 정서 안정뿐만 아니라 인지 개선에도 도움이 되는 치매 예방 활동이다. 일기 쓰기가 어려운 분들은 필사를 추천한다. 종교에 맞게 성경이나 불경 등을 필사해도 좋고, 감동적인 글귀를 따라 써도 좋다. 한 걸음 더 나아가 필사한 내용에 대한 자기 의견이나 느낌을 한 줄 적어 보는 것을 추천한다. 필사 활동에 도움을 주는 워크북이 많이 출시돼 있으니 활용해 보길 권한다.

신중년들은 고령 부모와 경도인지장애 환자의 기억력을 나아지게 할 방법을 자주 묻는다. 오랫동안 가족과의 추억을 간직하고자 고민하는 것이다. 스마트폰을 활용하라고 조언한다. 만나기 힘든 외국에 산다면 화상전화를 자주 하고, 동영상을 찍어 보내라고 한다. 어르신들이 심심할 때마다 보실 수 있도록 최신 자료를 자주 제공하는 것이다. 곁에서 돌보고 있다면 스마트폰의 사진을 열어 놓고 사진 내용으로 대화하라고 한다. 지겹게 느껴지더라도 같은 내용을 몇 번이고 반복해 이야기하다 보면 그 사진과 관련된 기억이 튼튼하게 저장된다. 최근 기억부터 서서히 흐려지고 지워지는 치매로 인생 흔적이 지워지고, 결국 가족에 대한 기억도 사라지며 못 알아보는 상황에 다다르게 될 거라는 두려움이 환자와 가족의 마음을 짓누른다. 인생의 순간순간을 모두 기억할 수 없지만, 인생이 저무는 시간까지는 오래 간직하고 싶은 아름다운 '그때 그 기억'이 많았으면 좋겠다. 올해 가장 오래 남기고 싶은 기억을 정리하는 시간을 가져보는 것은 어떨까? 더불어서 버킷리스트도 한번 작성해 보자!

Bucket List

✧ _____

✧ _____

✧ _____

✧ _____

✧ _____

✧ _____

✧ _____

✧ _____

✧ _____

✧ _____

신중년의
스탠딩 오더(Standing Order)

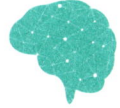

　얼마 전 참석한 워크숍에서 영화 「암살」에 관한 이야기를 듣고, 오랜만에 다시 감상해 보았다. 이 영화는 일제강점기 대한민국 임시정부가 조선 주둔군 사령관과 친일파를 암살하는 독립군 작전을 그린 영화다. 내부 배신자로 인해 작전이 위기에 처하고, 일본군과 밀정들의 추격 속에서 독립군은 목숨을 건 결전을 벌인다. 가장 인상적인 장면은 밀정 염석진(이정재 분)을 안옥윤(전지현 분)이 처단하는 순간이다. 그녀는 "16년 전 임무, 염석진이 밀정이면 죽여라"라는 명령을 떠올리며, 단호하게 "지금 수행합니다"라고 말한다. 예전에는 이 영화를 보면서 왜 16년 동안 이 임무를 잊지 않았는지 이해하기 어려웠다. 그러나 워크숍에서 '스탠딩 오더(standing order)'라는 개념을 배우고 다시 보니, 이 장면이 깊이 다가왔다.

스탠딩 오더는 '명령권자가 취소하지 않는 한 계속 유지되는 명령'이라고 한다. 워크숍에서 우리의 일상 속 스탠딩 오더로 '스스로를 행복하게 만들어라', '주변 사람들과 좋은 관계를 만들어라', '내가 속한 사회와 조직을 건강하게 만들어라' 이렇게 세 가지를 예로 들며 자신의 스탠딩 오더에 대해 생각하는 시간을 가졌다. 특히 첫 번째 문구가 머릿속에 떠나지 않았다. 신중년이 되어 인생 절반을 살아온 나의 남은 인생을 위해 어떤 스탠딩 오더를 내려야 할까?

행복을 추구하는 삶

어느 시대를 살아가든지 사람들은 행복한 삶을 추구한다. 사람들은 저마다 다른 방식으로 행복을 정의하지만, 사전에서 정의하는 행복은 '생활에서 충분한 만족과 기쁨을 느끼어 흐뭇함 또는 그러한 상태'를 말한다. 즉, 삶의 만족감을 느끼기 위한 욕구가 충족된 상태라고 할 수 있다. 그런데 사람의 욕구는 끊임없이 변화한다. 미국 심리학자 에이브러햄 해럴드 매슬로(Abraham Harold Maslow, 1908~1970)는 이러한 인간의 욕구가 발전하는 모습을 욕구위계이론(Needs Hierarchy Theory)으로 정리했다. 이 이론은 인간의 욕구를 생리적 욕구, 안전의 욕구, 사회적 욕구, 존중의 욕구, 자아실현의 욕구 등 5단계로 구분하며, 낮은 단계의 욕구(생존, 안전)가 충족되어야 높은 단계(관계, 성취, 자기 계발)로 나아갈 수 있다고 한다. 모두가 마지막 단계까지 이르는 것은 아니다. 전쟁이나 특수한 상황에 처해 있는 사람들이 아니라면 대부분 높은 단계의 욕구를 갖고 살아간다. 궁극적으로 사람들은 자기 잠재력을 실현하고 의미 있는 삶을 살아가는 것을 행복의 완성으로 본다.

현대인은 '100세 인생 시대'를 살아가고 있다. 기대수명이 1960년대보다 30년이나 늘어났지만, 청년기가 길어진 것이 아니라 인생 후반기가 30년 길어진 것이다. 누구도 노년기를 30년 늘려주는 것을 반가운 선물로 생각하지 않고, 중년 같은 노년을 살고 싶어 한다. 인생 후반기가 시작되는 신중년을 어떻게 보냈는가에 따라서 노년이 길어질지 중년이 길어질지 결정된다. 그래서 남은 절반을 어떻게 행복하게 살아갈 것인가에 대한 고민이 깊어진다. 40대까지는 사회적 역할에 충실하며 외부 환경에서 만족감과 존재감을 찾을 수 있다. 그러나 50대 이후에는 은퇴, 자녀의 독립 등으로 인해 사회적 역할과 지위에 변화가 생긴다. 이에 따라 삶의 만족감과 존재감을 찾는 방식도 달라지며, 외부가 아닌 자기 내면으로 중심이 이동한다. 이제는 자신만의 가치와 의미를 발견하고, 내면의 충만함을 키우는 것이 행복의 핵심이다.

신중년의 스탠딩 오더

길어진 기대수명 30년을 선물의 시간으로 만들기 위해 '품격 있게 나이 들자'를 신중년의 스탠딩 오더로 삼을 것을 제안한다. 정신과 의사 조지 E. 베일런트(George Eman Vaillant) 박사는 자신의 저서 『행복의 조건』에서 품격 있게 나이 들어가는 사람들이 보이는 공통된 여섯 가지를 제시했다.

☐ 첫째, 다른 사람을 소중히 보살피고 새로운 사고에 개방적이고 신체 한계가 있어도 사회에 보탬이 되고자 한다.

☐ 둘째, 노년의 초라함을 기쁘게 받아들인다. 다른 사람의 도움이 필요하다는 사실을 인정하고 품위 있게 받아들인다.

☐ 셋째, 언제나 희망을 잃지 않고 스스로 할 수 있는 것은 늘 자율적으로 해결하며 매사에 주체적이다.

☐ 넷째, 유머 감각이 있으며 놀이를 통해 삶을 즐길 줄 안다.

☐ 다섯째, 과거에 이룬 성과를 소중한 재산으로 삼는다.

☐ 여섯째, 오래된 친구와 친밀한 관계를 유지한다.

오랫동안 시니어 교육 현장에서 품격 있는 어르신을 많이 만난 경험에 비춰보니 이 여섯 가지 특징에 크게 공감하게 된다. 품격, 품위는 마치 향기와 같이 자연스럽게 어르신들의 언행에서 은은하게 배어 나온다.

베일런트 박사의 연구에 따르면 50대에 안정적인 결혼생활, 어려움에 대처하는 자세, 금연과 적절한 음주, 규칙적인 운동, 높은 교육 수준, 적당한 체중 유지 등이 이후 30년 동안의 건강을 보장해 준다고 한다. 50세에 이 여섯 가지 요소를 갖춘 사람의 절반가량이 80세에도 행복하고 건강하게 살았고 병들고 불행한 사람은 106명 중에 8명에 불과했다고 한다. 세 가지 이하를 충족한 사람은 모두 건강한 80세를 맞이하지 못하고 불행했다. 이 연구 결과는 50대의 삶의 모습이 80세의 모습에 영향을 준다는 것을 알려준다. 길어진 30년의 노년이 선물이 될지 아닌지는 신중년의 삶이 결정할 수 있다는 것을 주목하게 한 연구 결과다. 베일런트 박사의 여섯 가지 요소는 품격 있게 나이 들고 싶은 사람들을 위한 지침이라는 생각이 든다.

이러한 요소는 전 세계에서 장수하는 사람들이 유독 많은 지역, 즉 블루존(Blue Zones) 사람들의 장수 비결과 많은 공통점을 가진다.

블루존 사람들은 단순히 오래 사는 것이 아니라, 심혈관 질환과 치매 걱정 없이 건강하고 활력 넘치는 삶을 유지하면서 100세 인생을 살아간다. 결국 이들의 생활 원칙은 현대인이 추구하는 건강한 생활 습관과 맞닿아 있다. 건강하고 행복한 인생 후반기를 살고 싶다면, 스스로에게 "품격 있게 나이 들자"라는 스탠딩 오더(Standing Order)를 내려 보자. 이를 실천하는 방법으로 위에 명시한 요소와 원칙을 조화롭게 적용해 자신에게 맞는 건강한 생활 습관을 만드는 것이다. 그 습관을 꾸준히 지켜나가는 것이야말로 품격 있는 나이 듦의 시작이다.

100세 시대,
'시골 쥐와 도시 쥐'

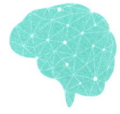

『장자』 제17편 추수(莊子 第17篇 秋水)에 따르면 봉황(鳳凰)은 오동나무가 아니면 머물지 않고(非梧桐不止), 대나무 열매가 아니면 먹지 않으며(非竹實不食), 달디단 샘물이 아니면 마시지 않는다(非醴泉不飲)고 했다. 봉황의 먹이가 대나무 열매인데 대나무가 많은 담양에 가면 봉 잡을 수 있지 않을까 은근히 기대된다.

바쁜 일상을 뒤로 하고 번개처럼 휘리릭 약속을 잡아 대나무 숲을 보러 담양에 1박 2일 여행을 다녀왔다. 굴러가는 낙엽만 봐도 깔깔댄다는 소녀들 부럽지 않게 신중년의 세 아줌마는 여행 내내 별거 아닌 이야기에도 깔깔대며 사오십 년을 훌쩍 돌아가 낭랑(朗朗) 신중년이 되었다. 담양에 도착하자마자 대통밥으로 허기진 배를 맛있게 채우고, 서둘러 죽녹원에 갔다. 울창하고 빼곡히 늘어선 대나무 숲을 거닐며 그렇게도 깔깔대던 우리는 점차 말이 느려지고 자연스레 자연 속에 스며들었다. 대나무에 바람 스치는 소리에 몸과 마음을 맡기니 아무 생각도 없고 편안했다. 명상이 별거인가? 온전히 대나무 숲 한복판 바람 소리에 오롯이 집중하는 마음 챙김이 저절로 되었다.

비록 봉황은 아니더라도 벨기에 작가 모리스 마테를링크(Maurice Maeterlinck, 1862~1949)의 동화 『파랑새』 속 남매가 찾아다니던 파랑새가 이 대나무 숲에 살 것 같았다. 대나무 숲속에 앉아 마음의 평온을 찾으니 참 행복하다고 느꼈다. 밤이 되어 깜깜한 저수지 옆길을 운전하는 게 부담스럽다는 말에 서둘러 숙소를 향했다. 숙박업소가 아니라 한옥을 살려 깔끔하게 개조한 지인의 별장이다 보니 멀리 집 한 채가 보일 뿐 한적했다. 라면과 새우깡을 안주 삼아 맥주를 마시며 한바탕 낭랑 모드로 돌아가 수다를 떨다가 각자 잠이 들었다. 낮에는 자연의 소리로만 채워진 조용함이 마음을 치유하더니만, 어둠이 내리니 적막감이 무서움으로 다가왔다. 역시 나는 시끌벅적한 도시가 편안한 도시 쥐인가 보다.

100세 시대, '시골 쥐와 도시 쥐'가 찾아낸 '파랑새'

어린 시절 많이 듣던 이솝우화 중에서 『시골 쥐와 도시 쥐』가 있다. 시골 쥐가 도시 쥐를 집으로 초대해 소박한 음식을 대접하지만, 도시 쥐는 불만스럽다. 도시 쥐는 시골 쥐를 도시에 초대해 화려한 음식을 보여주지만, 갑자기 나타난 고양이 때문에 위험한 상황을 겪는다. 시골 쥐는 겁을 먹고 도망치며, 편안한 시골 생활이 더 좋다고 느낀다. 이 이야기를 읽어주는 어른들은 물질적 풍요보다는 정신적 풍요가 더 중요하다는 교훈을 아이에게 알려주고 싶고, 자신도 전원생활을 동경할지도 모른다. 그럼, 정신적인 풍요를 누리는 시골 쥐가 서울 쥐보다 오래 살까? 갑자기 궁금해져서 지역별 기대수명의 수치와 건강지표를 찾아보았다. 시골에 사는 사람이 도시 사람보다 더 건강하고 오래 살까?

질병관리청이 발표한 '지역사회건강조사 2024년 결과 발표' 보도자료에 의하면 고혈압과 당뇨병 진단 경험률은 꾸준히 증가세를 유지하며 지역 간의 격차도 증가하는 것으로 나타났다. 여러 건강지표가 있지만 노년의 건강에 크게 영향을 미치는 고혈압과 당뇨에 대해 비교해 보자. 고혈압 진단 경험률의 경우 상위 3순위에 들어간 지역은 강원 삼척시(29.5%), 전남 신안군(28.7%), 강원 고성군과 경기 동두천시(28.5%)이고, 하위 3순위 지역은 경기 과천시(15.5%), 경기 성남시 분당구(15.7%), 서울 용산구(15.8%)다. 당뇨병 진단 경험률의 경우 상위 3순위 지역은 전북 순창군(15.0%), 충남 부여군(13.7%), 인천 동구와 전남 신안군(13.6%)이고, 하위 3순위 지역은 경기도 성남시 분당구(5%), 대구 수성구(5.7%), 서울 송파구(5.8%)다. 이 순위는 과밀한 도시에 사는 사람이 지방에 사는 사람들보다 상대적으로 고혈압과 당뇨에 대한 건강지표가 좋다는 것을 의미한다. 도시 사람들이 더 만성질환에 취약할 줄 알았는데 의외였다.

*녹색으로 표시된 지역이 해당 건강지표가 양호한 지역임 (단위: %)

지표명	상위(3순위)		하위(3순위)	
주관적 건강인지율	광주 동구	77.0	경기 성남시 수정구	36.6
	대전 서구	69.2	울산 북구	37.3
	서울 용산구	67.6	경남 사천시	38.1
혈압수치 인지율	경북 칠곡군	84.0	경남 산청군	37.5
	강원 양구군	81.3	인천 미추홀구	41.2
	충북 제천시	81.2	경기 성남시 수정구	41.9
고혈압 진단 경험률 (30세 이상)	강원 삼척시	29.5	경기 과천시	15.5
	전남 신안군	28.7	경기 성남시 분당구	15.7
	경기 동두천시 강원 고성군	28.5	서울 용산구	15.8
고혈압 진단 경험자의 치료율(30세 이상)	전남 진도군	99.1	대전 대덕구	79.1
	전남 고흥군	99.0	서울 종로구	82.7
	충남 보령시	98.7	전남 곡성군	84.3
혈당수치 인지율	경북 칠곡군	57.5	전남 고흥군	9.7
	경북 경주시	55.8	경남 산청군	12.1
	경북 봉화군	55.7	경남 합천군	12.5
당뇨병 진단 경험률 (30세 이상)	전북 순창군	15.0	경기 성남시 분당구	5.0
	충남 부여군	13.7	대구 수성구	5.7
	인천 동구 전남 신안군	13.6	서울 송파구	5.8

「지역사회건강조사 2024년 결과 발표」질병관리청 보도자료

그래서 내친김에 기대수명도 비교해 보았다. 국민건강보험공단 지역별 기대수명지표(2023년 기준)에 따르면, 우리나라 기대수명은 전국 평균 81.59세로 나타났다. 대도시 수치를 살펴보면 서울 84.69세, 부산 83.79세, 대전 84.61세, 대구 84.37세, 인천 84.13세, 광

주 84.33세, 울산 83.81세, 세종 85.38세 등 대도시는 대부분 84세를 훌쩍 넘는다. 반면에 군 단위 지역은 83세 전후의 수치를 보인다. 강원도만 따로 비교해 보면 강원도 기대수명의 전체 평균은 83.58세이고, 시 단위 지역을 보면 춘천시 84.3세, 강릉시 83.88세, 원주시 83.95세, 속초시 83.4세 등 84세에 가까운 수치를 보인다. 반면 군 단위 지역은 고성군 82.86세, 홍천군 82.87세, 횡성군 83.1세, 영월군 82.88세, 정선군 82.18세 등 82세에서 83세 초반을 보인다. 큰 차이는 아니지만 지방보다 도시에 사는 사람들이 더 오래 산다고 할 수 있다.

그 이유에 대해 한국환경정책학회에서 발행한 논문 「건강도시 구성요인이 도시민의 삶의 질에 미치는 영향」에서 힌트를 얻을 수 있었다. 도시는 의료 및 건강 관리 서비스 접근성이 좋고 운동 시설이 잘 갖추어져 있어 건강 유지에 유리하다. 하지만 공해와 소음이 많아 스트레스 요인이 될 수도 있다. 넓은 사회적 네트워크와 경제적 기회가 많지만, 경쟁과 높은 생활비로 인한 부담도 존재한다. 지방은 자연환경이 풍부하고 공동체 문화가 강해 정서적 안정에 도움이 되지만, 의료 서비스 접근성이 낮은 단점이 있다. 결국, 건강은 거주 지역뿐만 아니라 개인의 생활 방식과 사회적 지원에 좌우된다.

『시골 쥐와 도시 쥐』는 시골 쥐는 시골로 내려가고 도시 쥐는 위험하지만 풍요로운 도시 생활을 계속 선택하는 것으로 끝맺는다. 둘은 각자 자신의 환경에 만족하며 살아간다. 사람도 전원생활을 하며 행복한 이들도 있지만, 전원생활을 하기 위해 떠났다가 다시 도시로 돌아오는 이들도 있다. 각자의 삶에는 장단점이 있으며, 건강을 위해서는 자신에게 맞는 생활 방식을 선택하는 것이 중요하다. 결국, 건강한 행복은 외부 환경이 아니라 자신이 얼마나 만족하고 안정감을 느끼느냐에 달린 것 아닐까?

한적한 한옥에서 하룻밤을 보내고, 점심을 먹기 위해 입소문을 탄 유명 백반집을 찾아 나섰다. 때마침 그 근처에 시골 장터가 열려서 식사 후에 장터도 구경할 생각에 설렜다. 그런데 그 백반집이 사라졌다. 난감한 우리에게 노점상 할머니가 그 백반집이 큰 데로 이사 갔고 뒤에 있는 식당도 맛있다고 추천해서 맛있게 식사하고 나왔다. 장터를 다 둘러보고 나서 함께 간 지인이 식당을 알려준 친절에 보답하고자 쪽파 한 단을 사겠다며 노점상 할머니에게 다가갔다. 소박한 시골 할머니와 세련된 도시 아줌마가 주거니 받거니 얘기하며 쪽파를 사고파는 모습을 카메라에 담았다. 두 사람의 모습에서 소소한 행복을 보았다. 그 행복을 그냥 흘려보내고 싶지 않았다.

동화 『파랑새』에서 두 남매가 행복을 찾기 위해 모험을 하지만 결국 집에서 행복의 상징인 파랑새를 찾는다. 즉, 진정한 행복은 먼 곳이 아니라, 이미 가지고 있는 것에서 찾을 수 있다. 100세 시대를 살아가는 현대인에게 『시골 쥐와 도시 쥐』나 『파랑새』 이야기는 도시든 시골이든 각자 삶의 터전에서 만족하며 주변 사람들과 잘 지내고, 작은 일상에서 소소한 행복감을 느끼는 것이 건강하게 100세 인생을 살아가는 비법이라고 귀띔해 준다.

웰다잉 준비 시작은
관계 다이어트부터

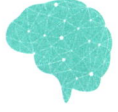

　가난한 자의 벗으로 청빈한 삶을 살아온 프란치스코 교황의 선종 소식으로 4월의 마지막 주말 내내 마음이 허전하고 무거웠다. 교황의 삶을 조명하는 뉴스와 관련 동영상을 보다가 부고 문자를 한 통 받았다. 신중년이 되면 부고 문자를 받는 일이 잦아진다. 그래서 대부분 유사한 문구로 전해지는 부고 문자에 기계적으로 행동한다. 그런데 이번에 받은 문자는 처음 받아보는 낯선 문장으로 시작하여 꼼꼼히 읽어보게 되었다. 고인의 성함만으로 얼굴을 기억하는 데 한참 걸렸다. 한두 번 만나고 업무차 전화번호를 연락처에 저장했을 것이다. 문자를 보낸 분은 고인의 남편이다. 배우자의 갑작스러운 죽음으로 인해 배우자와 친한 분인지 아닌지 몰라서 고인의 연락처에 있는 모든 사람에게 부고를 전한다며 친분이 없는 분들에게는 미안하다는 마음을 전했다. 교황의 선종 소식으로 마음이 무거웠고 경건해져서인지 그 문자 내용을 읽으며 남편분 마음의 무게가 고스란히 전달됐다.

다른 때 같았으면 보이스피싱일지 모른다며 짜증 냈을 텐데, 문득 죽음과 관계 다이어트에 대해 돌아보는 계기가 되었다. 그 부고 문자를 읽고 나서 스마트폰 연락처를 열었다. 세상에나! 연락처에 저장한 사람이 그렇게 많은 줄 몰랐다. 가 씨부터 시작해서 기억하지 못하는 사람이나 다시 연락하지 않을 사람을 선별해 연락처를 지우기 시작했다. 그런데 김 씨를 미처 다 정리하기도 전에 손가락이 아팠다. 틈틈이 이어서 해야겠다며 스마트폰의 연락처를 닫았다.

100세 시대라고 모두가 천수를 누릴 순 없다

사람은 모두 늙어가고, 누구도 예외 없이 죽는다. 이런 불변의 진리에도 불구하고 죽음을 준비하지는 않는다. 코로나 시기를 거치며 전염병 앞에서 무기력한 많은 죽음의 소식을 직간접적으로 접했고, 지금은 의료 대란을 겪으며 많은 안타까운 죽음 소식을 접하고 있다. 몇 년 전만 해도 상상 못 한 이러한 시기를 경험하면서 전시가 아니라도 죽음은 갑자기 무차별적으로 올 수 있다는 것을 알게 됐다. 그래도 평범한 일상에서 죽음 준비를 상상하기 어렵다. 더욱이 신중년은 아직 죽음을 대비할 정서적 시간적 여유가 없다. 그러나 안타깝게 신중년에 죽음을 맞이하는 사람들이 적지 않다.

2025년 2월에 통계청에서 배포한 '2024년 인구동향조사 출생·사망통계(잠정)' 보도자료에 따르면 사망자 수는 35만 8천4백 명으로 전년 대비 5천8백 명(1.7%)이 증가했고, 조(粗)사망률(인구 1천 명 당 사망자 수)는 7.0명으로 전년 대비 0.1명 증가했다.

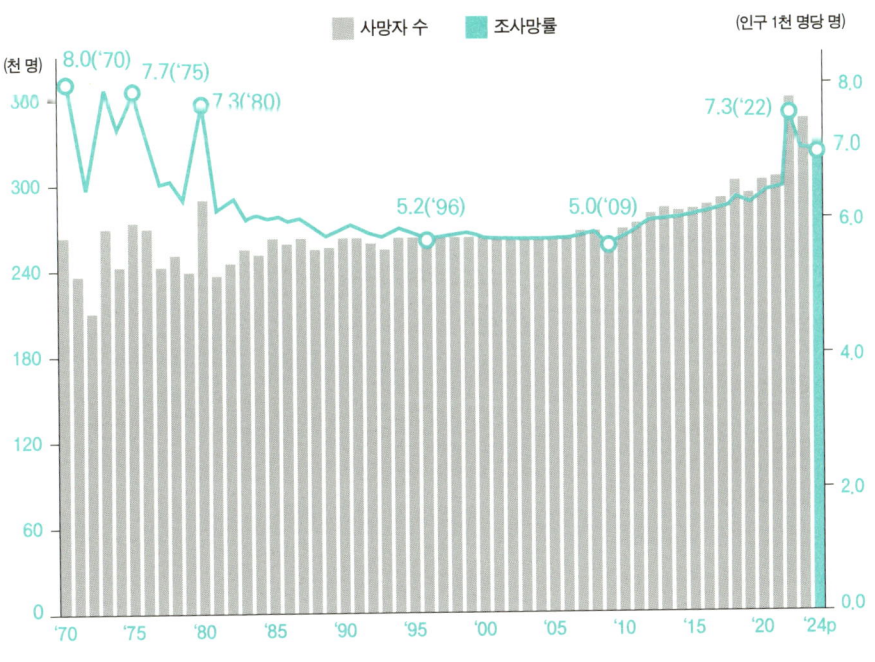

「2024년 인구동향조사 출생·사망통계(잠정)」, 통계청 2025년 2월 26일 보도자료

연령대별로 분석한 자료에 의하면 남녀 모두 80대에서 가장 많이 사망했다. 전년 대비 사망자 수는 20대 이하와 80대에서 감소했고 그 외 연령층에서는 증가했다. 전년 대비 90대 이상(3천8백 명), 60대(1천1백 명), 50대(6백 명) 순으로 증가했다. 90세 이상의 인구는 고령을 고려할 때 자연스러운 추세로 보이지만, 신중년에 해당하는 5060세대의 사망자 수 증가는 특히 주목된다. 기대수명이 83.5세인 100세 시대에 신중년의 사망은 천수를 누리지 못한 안타까운 죽음이다.

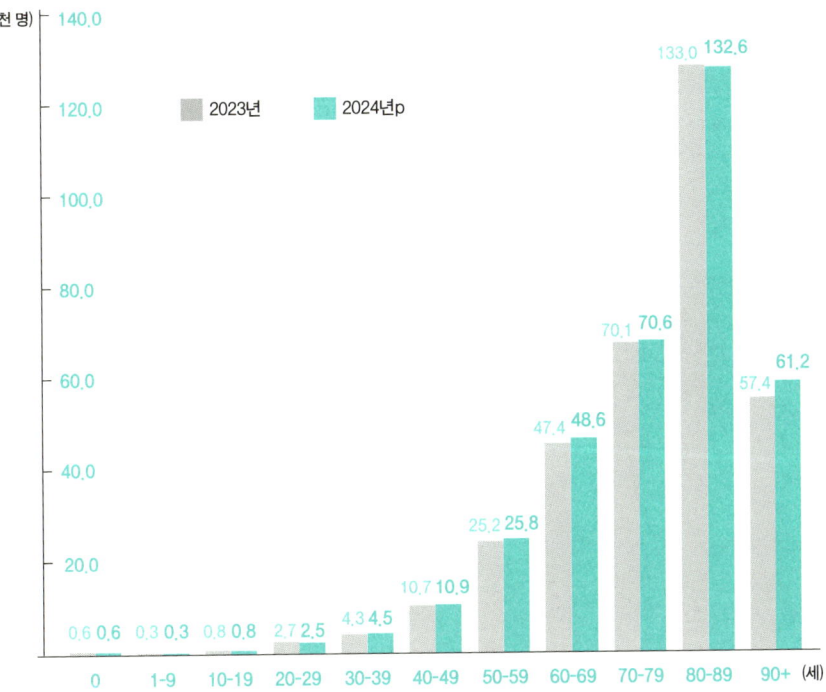

「2024년 인구동향조사 출생·사망통계(잠정)」, 통계청 2025년 2월 26일 보도자료

　이 그래프가 보여주듯이 50대 이후 사망자가 급격히 늘어나 80대에 정점을 찍는다. 이 연령대는 결혼을 당연히 해야 한다는 시대를 살아왔으니 혼자 남은 배우자 수가 많을 것이다. 부부는 특별한 경우가 아니라면 동시에 사망하지 않는다. 80대 죽음에서 남은 배우자가 혼자 살아가는 시간과 비교할 때 신중년의 죽음에서 남은 배우자가 혼자 살아가는 시간은 너무 길고 삶의 짐은 너무 무겁다. 그래서 신중년의 죽음은 더욱 안타깝다.

웰다잉 준비는 관계 다이어트부터

은퇴하는 나이가 되면 자연스럽게 필요에 따라 만들어진 관계 정리가 시작된다. 노년부터는 인간관계가 더욱 좁아진다. 친하게 지낸 사람들이 하나둘 먼저 세상을 떠나고, 자식들은 자기 삶을 살기 바쁘다 보니 함께 많은 시간을 보내지 못한다. 자식들의 돌봄을 기대하기 어렵고 무엇보다도 배우자가 먼저 세상을 떠나 혼자 남게 될까 두렵다. 노인의 사고(四苦)에는 병고(病苦), 빈고(貧苦), 무위고(無爲苦), 고독고(孤獨苦)가 있다. 노년은 고독하기 마련이다. 신학 박사이자 천주교 신부인 안셀름 그륀(Anselm Grün) 작가는 저서 『황혼의 미학』에서 혼자서 잘 사는 사람이 배우자를 선물로 여기고 아낄 수 있다고 한다. 그리고 사랑하는 배우자의 죽음을 깊이 생각해 보고 자기 삶을 발견하고 스스로 살아갈 것을 권한다. 또한 관계에 느긋해지라고 했고, 나이가 들수록 고독을 다루는 법을 배워야 한다고 조언했다. 헤르만 헤세의 시 「안개 속에서」는 고독을 통해 현명해질 수 있으며 인생에서 고독은 자연스러운 것임을 알려준다.

신중년은 건강하고 행복한 노년과 웰다잉을 준비하는 시기다. 그 시작은 관계 다이어트다. 나이가 들면서 신체 에너지뿐만 아니라 정신 에너지도 예전만 못하다. 사람 관계를 관리하기 위해서는 많은 에너지가 필요하다. 나이가 들면서 고독은 자연스러운 일인데 관계에 지나치게 의존하지 말자. 굳이 불필요한 관계를 확장하거나 유지하려고 노력하지 말자. 고독을 온전히 자기에게 시간을 쓰는 '혼자 있음'으로 승화시키자. 스마트폰을 열고 찬찬히 들여다보며 신중하게 결정하여 연락처에서 이름을 지워나가는 관계 다이어트를 시작해 보자.

아이든 노인이든
호모 루덴스(Homo Ludens)

　2025년 5월 15일 방송된 「KBS 다큐 인사이트」 '초고령사회를 걷다 - 도쿄산책'편을 보았다. 한국보다 앞서 고령화를 겪은 나라이기에 노인정책이나 노인복지 서비스, 노인 관련 비즈니스에 관해 참고해 볼 부분이 많다. '도쿄산책' 다큐 영상 초반에 소개하고 있는 도쿄의 한 노인 돌봄센터 라스베이거스(Las Vegas) 이야기가 인상적이었다. 라스베이거스라는 문구에서 알 수 있듯이 돌봄센터 내에는 4인용 마작 게임 테이블을 비롯해 노인들이 한참 젊었을 때 유행한 아케이드 게임 등 추억의 놀이 시설이 잘 갖춰져 있다. 어르신의 놀거리가 많은 문화 공간이다. 돌봄센터 직원과 참여 어르신들이 함께 "여기는 흠뻑 즐기며 보내는 장소입니다. 싫은 일은 다 잊고 열심히 놀도록 합시다" 크게 읽는다. 이 글귀를 함께 읽다 보면 하루의 즐거움에 대한 기대가 가득해질 것 같다.

이 놀이 프로그램은 돌봄센터의 가장 인기 프로그램이고, 고령 남자 어르신의 참여를 끌어내는 데 효과적이었다고 한다. 센터를 이용하는 노인은 이전에 다니던 노인 돌봄센터는 가족에게 폐를 끼치기 싫어서 지루해도 주 2회를 갔지만, 이 센터는 재미있어서 주 4회를 온다고 한다. 이러한 형태의 센터가 도쿄에만 벌써 스무 곳 이상 생겼다니 어르신들이 얼마나 좋아하는 돌봄센터 유형인지 짐작할 수 있다.

호모 루덴스, 인간다운 삶의 본질

호모 사피엔스(Homo Sapiens 생각하는 인간)와 호모 파베르(Homo Faber 도구의 인간)는 생각하기와 물건(도구)을 만드는 인간 기능에서 유래한 인류를 지칭한다. 네덜란드 역사학자 요한 하위징아(Johan Huizinga 1872~1945)는 그의 저서 『호모 루덴스』에서 '물건을 만들어내기'나 '생각하기' 외에도 인간의 주요한 제3의 기능으로 '놀이하기'를 들었다. 호모 파베르, 호모 사피엔스와 같은 수준으로 호모 루덴스(Homo Ludens 놀이하는 인간)를 인류 지칭 용어로 제시했다. 『호모 루덴스』에 따르면 인간 문명의 시작과 발전이 놀이를 통해 이뤄졌으며, 인간은 본질적으로 '놀이하는 존재'라는 것이다. 인간의 언어, 예술, 종교, 법과 같은 문화 요소들은 놀이에서 파생했다. 결국 삶의 질과 창의성을 이야기할 때 놀이는 결코 부차적이지 않은 핵심적 활동임을 강조한다. 이 책을 읽다 보면 놀이는 태어나서부터 살아가는 동안 어떤 형태로든 존재하며 삶의 즐거움과 활력을 주는 요소라는 생각이 든다. 인간다운 삶이란 다양한 목표를 갖고 경쟁하고 함께 협력하는 일련의 사건 속에서 희로애락을 느끼며 살아 있다는 느낌을 받는 시간의 묶음 아닐까?

유아기에는 놀이가 교육이라는 인식에서 다양한 놀이 교육을 접한다. 청소년기에는 다양한 신체 활동 및 그룹 활동으로 인성 및 신체 성장의 수단으로서 놀이의 가치를 높게 평가한다. 그런데 어르신 삶에서는 놀이를 소홀히 하는 경향이 있다. 놀이를 '시간 때우기'나 '소일거리'로 간주하는 현실이다. 하지만 노년기야말로 놀이가 더욱 절실하게 필요한 시기다. 신체적 제약이 커지고, 사회적 관계가 축소되며, 정서적 고립감을 경험하기 쉬우므로 함께 놀 수 있는 공간과 문화가 필요하다. 한 걸음 더 나아가 치매 예방 측면에서 어르신들이 함께하는 놀이는 인지 개선과 정서 안정에 좋은 활동으로 매우 효과적이다. 그래서 앞서 언급한 '도쿄산책'에서 어르신들에게 오락 공간을 제공하는 돌봄센터 사례는 한국 노인시설에서 관심 두고 벤치마킹해 보면 좋겠다.

노년의 놀이는 건강지킴이

사회복지학과 현장실습 과목을 담당하다 보니 학생들이 나가는 실습 기관을 직접 방문해야 할 때가 많다. 다양한 실습 기관을 방문하는데 70% 이상은 노인 돌봄 시설이다. 대부분의 노인 돌봄 시설에서 이루어지는 서비스나 프로그램은 비슷하다. 건물 내에 있느냐 넓은 외부 시설에 있느냐의 차이만 있다. 그런데 이번 학기에는 어르신 돌봄 시설에 대해 많은 생각을 하게 하는 주야간보호센터를 다녀왔다. 이 센터도 다른 센터들과 마찬가지로 다양한 활동 프로그램으로 만든 어르신 창작품을 빼곡히 벽에 장식해 놓았다. 그런데 가장 눈길을 끈 것은 외부 경치가 훤히 보이는 통창으로 구성된 곳에 따로 마련된 어르신 놀이 공간이었다. 그곳의 여러 테이블에서 어르신들이 삼삼오오 모여 윷놀이와 다양한 놀이를 즐기고 계셨다. 센터장님도 이 놀이 공간을 만들어 어르신들이 즐겁게 활용하는 모습에 가장 자부심을 느낀다고 강조했다. 많은 실습 기관을 다녀봤지만 이렇게 즐겁게 오손도손 이야기하며 웃는 90대의 어르신 표정을 보는 일이 흔치 않다.

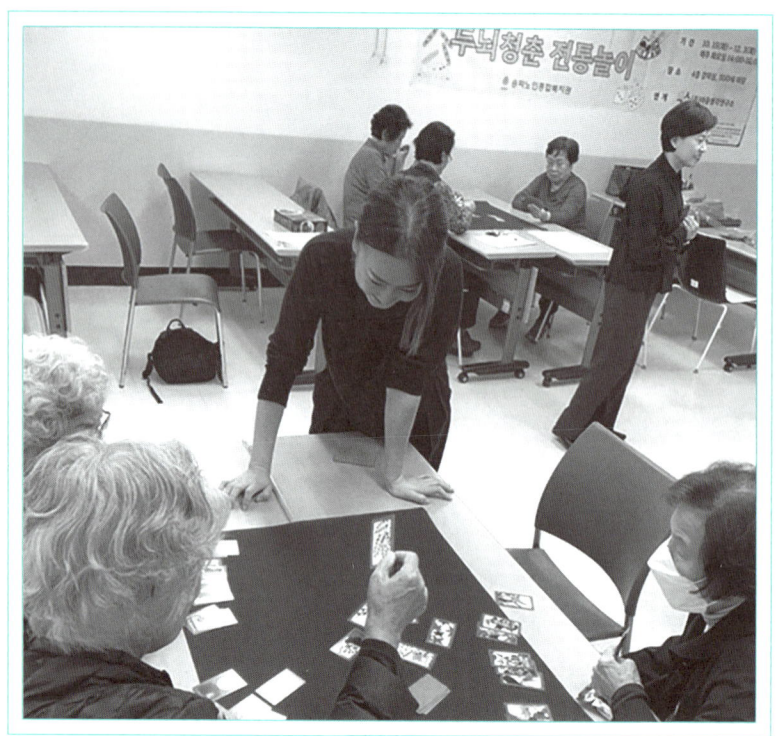

두뇌청춘 전통놀이 수업 진행 모습 / 마음산책연구소

나는 전통놀이에 인지 활동을 결합해 어르신들 대상의 인지 개선 효과 연구를 R&D 과제로 수행했다. 연구 분석한 결과, 전통놀이에 퀴즈와 같은 재미있는 인지 활동 요소를 함께 활용한 '두뇌청춘 전통놀이' 수업이 참여 어르신의 인지 개선 효과가 있다는 사실을 도출해 R&D 과제를 성공적으로 마무리했다. 마지막 회기마다 각 복지관 어르신은 이런 수업을 다시 열어달라는 이야기를 하셨고 기회가 되면 다시 열겠다고 약속해 드렸다.

이처럼 놀이가 단순한 여가를 넘어 인지건강, 정서적 안정, 사회적 연결을 강화한다는 것은 이미 많은 연구를 통해 입증돼 있다. 놀이에는 '함께 무엇을 한다'는 데 큰 의미가 있다. 사회적 관계망이 단절되기 쉬운 노년기에, 놀이를 통해 자연스럽게 대화를 나누고 감정을 교류하는 경험은 삶의 질 향상과 직결된다. 따라서 어르신 놀이는 단순히 소일거리가 아니다. 건강, 관계, 문화의 교차점이다. 아이에게 놀이 가치만큼 노인에게 놀이 가치 또한 크다. 아이든 노인이든 모두가 호모 루덴스다.

노인, 다시 호모 루덴스로

초고령사회에 진입한 우리는 노인복지의 패러다임을 전환해야 한다. 고령 인구층이 두터워지는 만큼 고령인구의 건강 차이도 크다. 액티브 시니어 세대 등장으로 기존의 노인복지가 돌봄에 집중했다면 이제는 건강한 고령층의 삶을 풍요롭게 하는 복지에 관심이 필요하다. 그 출발점은 건강한 노인 놀이 문화의 회복에 있다. 노인복지관이나 노인복지센터 등 어르신 수업은 어떤 종류의 수업이냐에 따라서 남녀 성비가 확연히 갈린다. 그런데 놀이에 관련된 수업에는 남녀 비율이 비슷하다. 앞서 '도쿄산책'에 나오는 라스베이거스 돌봄센터 직원이 말하는 고령 남자 어르신의 참여율을 높였다는 효과를 내세우는 것과 일맥상통한다. 노인복지관이나 경로당 등 노인이 편하게 모일 수 있는 공간에 '도쿄산책'에서 나오는 어르신들의 추억을 떠올리게 하는 그런 놀이 프로그램이 많이 생기면 좋겠다는 생각을 해본다. 이제는 어르신도 '놀이하는 사람'으로 돌아갈 수 있도록, 사회가 어르신 놀이 공간과 문화를 지원해야 할 때다.

지금의 액티브 시니어는 오락실에 대한 추억이 있을 것이다. 겔로그, 보글보글, 테트리스 등 동전이 생기면 달려가던 어린 시절 그 오락실에 대한 기억이 가득한 액티브 시니어가 8090 고령 세대가 되면 도쿄의 라스베이거스 같은 돌봄센터가 곳곳에 생겨도 괜찮지 않을까?

아름다움에 반응하는 뇌

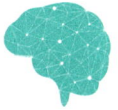

할머니가 우산을 갖고 나가라고 하시면 신통하게도 비가 온다. 왜 비가 오는지 할머니께 여쭤봐도 그냥 그렇다고 하신다. 경험에서 나오는 삶의 지혜를 손주에게 알려주신 것뿐이다. 요즘은 검색하면 금세 궁금증이 해결된다. 장마철에 기압이 낮아지면 관절 외부 압력이 줄어들어 상대적으로 내부 체액의 압력이 더 커지며 관절 통증이 유발된다고 알려져 있다. 이처럼 과학 기술의 발전은 사람들의 궁금한 점을 시원하게 풀어준다.

과학이 인문, 예술 등을 만나 학문 간의 융합이 이뤄지면서 사람들이 신비하다고 느끼는 영역도 설명해 준다. 벨기에 초현실주의 화가 르네 마그리트(RenéMagritte, 1898~1967)가 하늘에서 중절모를 쓴 남성들이 비처럼 떨어지듯 배치된 초현실적 작품 「골콘다(Golconda)」(1953)를 보고 있으면, 어떤 이는 기괴하다고 느끼고 어떤 이는 창의적이라고 느낀다. 왜 이런 그림을 좋아할까? 정신의학과 미학의 적극적인 통섭으로 등장한 '신경미학(Neuroaesthetics)'은 이런 궁금증까지 과학적으로 설명한다.

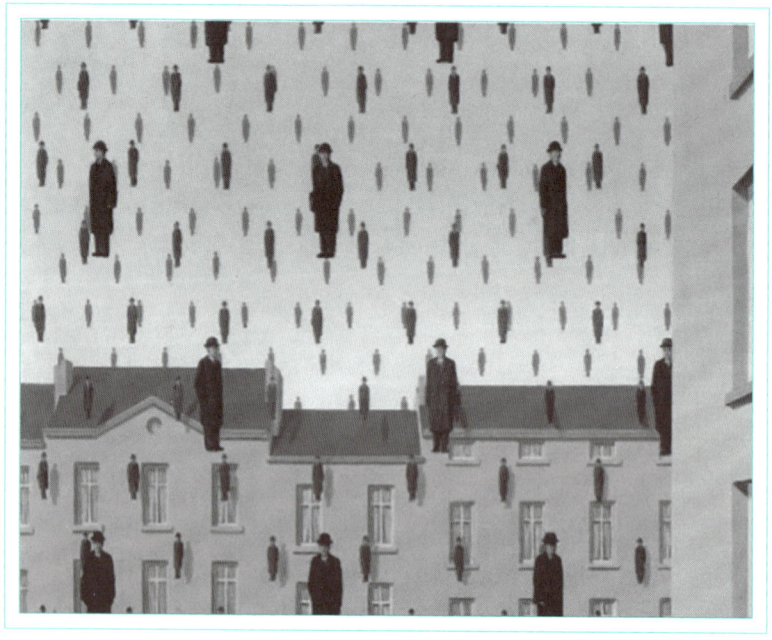

르네 마그리트, 골콘다(Golconda), 1953 / The Menil Collection, © C. Herscovici / Artists Rights Society (ARS), New York

아름다움을 인식하는 뇌

전시회에서 모든 작품이 관람객의 눈길을 끌지 않는다. 어떤 작품은 눈을 떼기 아까울 정도로 즐거움과 감동을 주지만, 그냥 쓱 보고 지나가는 작품도 있다. 뇌가 어떤 반응을 보이길래 그럴까? 뇌 속을 살펴볼 수 있는 기계의 등장으로 이제는 뇌가 웃는 모습도 찍어볼 수 있다. 1990년대 말부터 신경미학 분야에 이바지한 영국의 신경과학자 세미르 제키(Semir Zeki, 1940~)의 연구팀은 미술 작품에 대한 미적 평가와 뇌 반응의 관계를 fMRI(functional Magnetic Resonance Imaging, 기능적 자기공명영상)로 분석했다. 실험 결과, 작품을 아름답다고 평가할 때 내측 안와전두엽이 활성화되며, 이는 쾌락적 경험과 관련된 보상계의 작용으로 해석된다. 반면, 추함을 느낄 때는 해당 영역의 활성이 저하됐다.

다양한 장르의 그림에서도 아름다움을 평가할 때 동일한 뇌 반응이 관찰됐고, 다른 연구에서도 미적 선호도에 따라 보상계 영역의 활성도가 변화하는 것이 확인됐다. 이는 미적 경험에 있어 뇌의 보상계 활성이 핵심적 역할을 한다는 것을 보여준다. 결국 우리가 어떤 작품을 아름답다고 판단하거나 어떤 작품이 더 좋다는 느낌이 들 때는 뇌의 보상계 시스템 활성이 필수적이다. 그래서 작품이 마음에 들면 뇌의 보상회로가 작동해서 즐거움과 감동이 샘솟는 것이다. 제키 박사는 뇌가 시각 자극 중 불필요한 정보를 차단하고 중요한 특성을 선택적으로 처리하는 방식이 예술가가 세상과 사물을 표현하는 방식과 유사하다고 설명했다. 그는 예술을 뇌의 잠재성과 현실적 능력을 탐구하는 행위로 정의하며, 이를 세계를 이해하려는 인간의 본능적 노력으로 보았다. 그렇다면 이러한 철학을 반영한 작가들의 작품은 어떻게 관람자에게 공감을 불러일으킬 수 있을까?

이탈리아 예술가 루치오 폰타나(Lucio Fontana, 1899~1968)의 아테세(Attese, 기다림들 또는 기대들) 시리즈는 캔버스를 예리하게 절개함으로써, 평면을 넘어서는 3차원 공간의 가능성을 탐색한 작품이다. 이 작품은 노란 배경에 4개의 날카로운 절개를 가해, 행위의 흔적과 공간의 깊이를 동시에 표현하고 있다. 조용한 갤러리에서 81X65cm의 실제 작품을 감상하면 칼에 베일 것 같은 오싹한 느낌이 든다. 미술이든 음악이든 멋진 작품에 크게 감동하면 몸이 반응한다. 눈물이 나거나, 손에 땀이 쥐어지거나, 머리가 쭈뼛 서는 것 같은 경험을 한다. 이처럼 예술은 감정을 몸으로 공감하게 만든다.

인지과학이나 심리학에서는 마음을 뇌-몸-환경을 종합적으로 아우르는 개념으로 본다. 몸과 분리된 마음은 존재할 수 없으며, 이런 체화(Embodiment) 개념은 타인에 대한 공감과 깊은 연관성이 있다.

예술 감상은 단순한 시각적 인지가 아니라 감상자가 작품 속 인물의 감정이나 상태를 몸으로 느끼는 '체화된 시뮬레이션'을 통해 이루어진다.

아름다움을 창조하는 뇌

고차원적인 두뇌 활동을 하는 예술가라고 해도 치매를 피할 수는 없다. 치매에 걸려도 끝까지 자신의 활동을 이어가는 예술가들이 있다. 치매의 원인은 다양하다. 그래서 치매 증상은 원인 질환에 따라 증상의 진행이 다를 수 있다. 알츠하이머병과 달리 전두측두엽 치매 (FTD)는 기억장애보다는 언어 기능, 실행 기능, 성격 변화 등이 초기 증상으로 나타난다. 특히 일부 환자에서는 병의 진행 초기 단계에서 갑작스럽게 예술적 창의성이 발현되는 사례가 보고되기도 했다. 행동신경학자 브루스 L. 밀러(Bruce L. Miller, 1949~) 등의 연구에 따르면, 이전에 예술 활동 경험이 없던 FTD 환자가 중년에 갑자기 그림 작업에 몰두하고, 이후 병이 진행되면서 인지기능 저하와 함께 예술적 몰입도도 감소하는 양상을 보이는 사례들이 확인됐다.

예술적 능력을 보이는 전두측두엽 치매 환자에서 전두엽과 우측 측두엽 기능의 보존이나 과 활성으로 인해 예술적 능력이 일시적으로 향상될 수 있음을 보여준다. 시간이 지나 이 부위가 손상되면 이러한 창의성도 소실된다. 전두측두엽 치매 외의 다른 치매나 뇌 손상 환자에게서 예술 능력이 새롭게 나타난 사례가 발견되기도 했다. 추상화가 윌렘 드 쿠닝(Willem de Kooning, 1904~1997)은 치매를 앓던 노년기에도 작업을 이어갔으며, 후기 작품에서는 이전보다 간결한 형식과 밝은 색채, 리듬감 있는 붓 터치가 나타났다. 이 같은 변화는 예술가의 형식적 진화로 보는 긍정적 평가와 인지적 퇴행의 결과라는 부정적 견해가 공존했다.

예술 심리학자 제럴드 컵칙(Gerald Cupchik)은 추상 예술 감상에서 '스타일에 대한 사전 지식'이 아름다움 평가에 결정적인 영향을 준다고 강조했다. 실제로 후기 드 쿠닝의 간결한 표현에서 여유로움을 느끼는 관람자들은 단순한 형태 너머에 작가의 삶과 예술 세계 전체를 통합적으로 바라보며 이를 함축적 메시지를 담은 진화된 미학으로 수용했다. 반면에 간결해진 스타일을 치매로 인한 집중력 상실과 창의력 상실의 시각으로 본 측면에서는, 그의 작품을 천재성이 사라졌다고 부정적으로 평가했다. 추상화가 간결해 보여도 작가는 엄청난 주의력과 집중력으로 담아내 창의적으로 표현하므로 인지 기능의 퇴화는 작품의 창의성에 퇴화를 가져올 수밖에 없다.

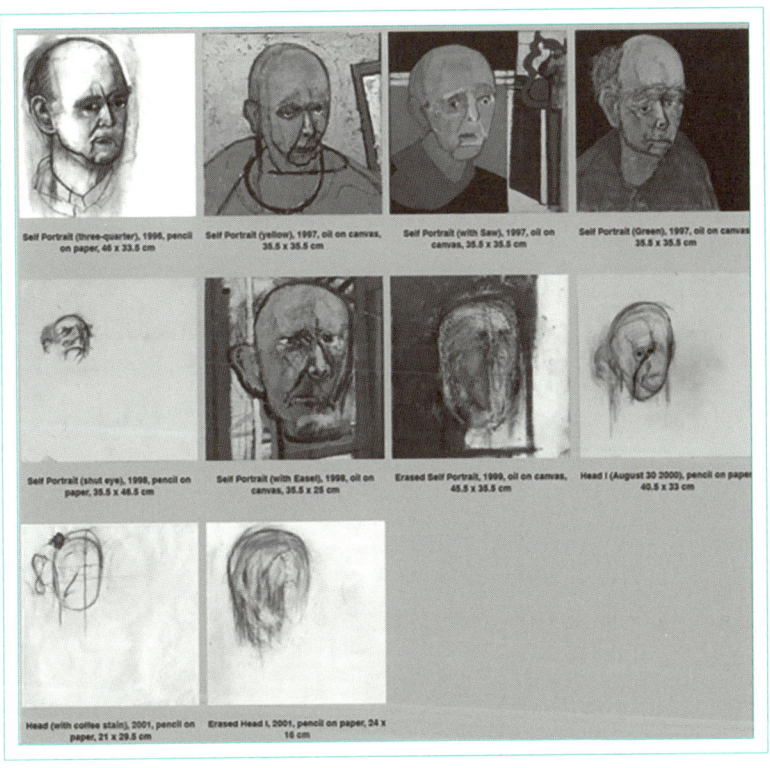

윌리엄 어터몰렌의 자화상 변화 /
williamutermohlen.com/1991-2000-late-self-portraits

2001년 6월 의학저널 「랜싯(Lancet)」에 윌리엄 어터몰렌(William Utermohlen, 1933~2007)의 자화상 변화를 분석한 영국 인지신경학 교수 세바스찬 J. 크러치(Sebastian J. Crutch) 등의 연구가 실렸다. 알츠하이머병이 예술 표현에 미치는 영향에 관한 연구였다. 어터몰렌은 1995년 알츠하이머병 진단을 받은 뒤 자신의 인지기능 저하와 감정 변화를 자화상으로 남겼다. 그는 2000년부터 급격히 그림 그리는 능력을 잃어 갔고, 2002년 그림이 마지막 작품이다. 그의 자화상은 시간이 지날수록 얼굴의 형태가 무너졌고, 색채와 구성이 단순해졌다. 이러한 변화는 치매가 예술가의 표현에 어떤 영향을 미치는지 보여준다.

나이가 들수록 복잡한 리모컨보다 필요한 기능만 장착한 단순한 리모컨을 선호한다. 리모컨이 단순해도 보고 싶은 프로그램을 선택하겠다는 메시지가 변하는 것은 아니다. 인지기능이 떨어지면 복잡하고 섬세하게 표현하는 건 불가능하다. 그래서 작품의 간결화는 인지기능의 손상에 따른 표현 양식 변화로 해석되기도 한다. 예술을 창작하거나 감상하는 동안 뇌는 열심히 활동한다. 뇌 건강을 위한 활동을 찾고 있다면 음악이든 미술이든 춤이든 뇌를 즐겁게 하는 예술 활동 수업이나 감상하는 모임에 참여해 보자. 아름다움은 뇌도 춤추게 한다.

디멘시아문학상 수상 작품

디멘시아문학상은 치매에 대한 사회의 부정적 인식과 편견을 바로잡고, 치매 환자와 가족들의 이야기를 문학적으로 승화시키는 소중한 기회를 제공하고자 2017년 시작한 치매 관련 문학 공모전입니다.

은미
반고훈 중편소설

제8회 소설 부문 수상작

그리운 기억, 남겨진 사랑: 두 번째 이야기
김정희, 이종건, 김상문, 손윤희 지음

제8회 수기 부문 수상작

그리운 기억, 남겨진 사랑: 첫 번째 이야기
양승복, 이아영, 천정은, 염성연, 이동소, 이태린 지음

제5회 제7회 수기 부문 수상작

서른넷 딸, 여든둘 아빠와 엉망진창 이별을 시작하다
김희연 지음

제7회 수기 부문 우수상 수상작

레테의 사람들
민혜 장편소설

제5회 소설 부문 대상 수상작

소금꽃 질 즈음
장훈성 장편소설

제5회 소설 부문 최우수상 수상작

과거의 굴레
김영숙 장편소설

제5회 소설 부문 우수상 수상작

피안의 어머니
조열태 장편소설

2020년 세종도서 선정

제3회 소설 부문 최우수상 수상작

섬
이정수 장편소설

제1회 소설 부문 최우수상 수상작

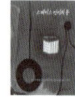
스페이스 멍키의 똥
박태인 장편소설

제1회 소설 부문 대상 수상작